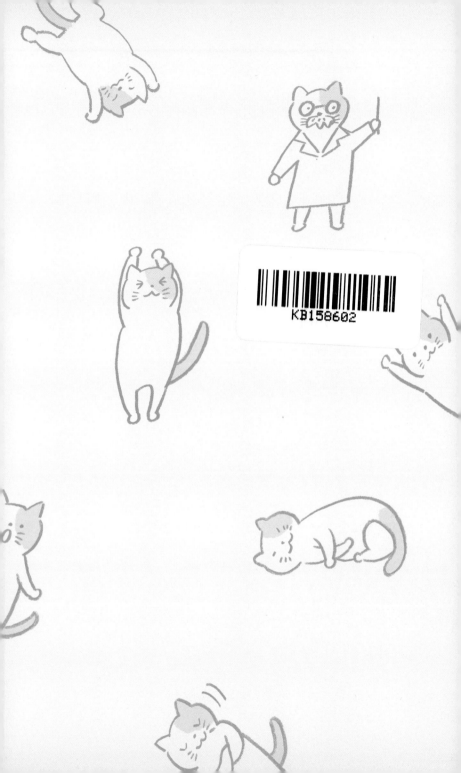

KB158602

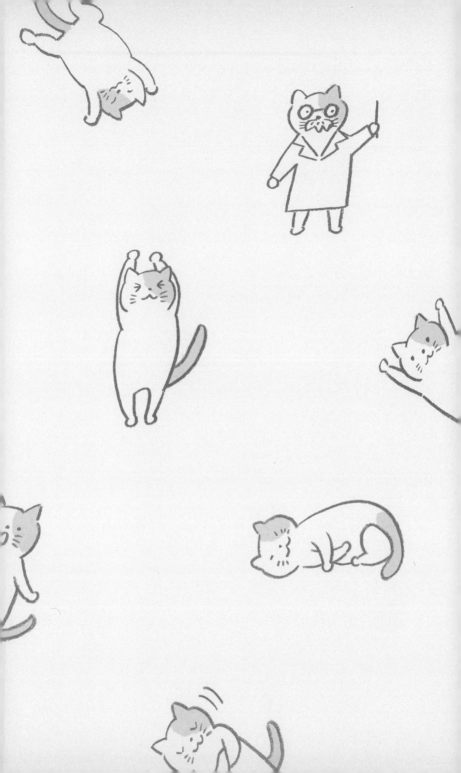

피로 독립

피로 독립

초판 인쇄 2019년 5월 1일
초판 발행 2019년 5월 10일

지은이 이와사키 이치로 외
옮긴이 정현옥
펴낸곳 다른상상
등록번호 제399-2018-000014호
전화 031)840-5964 **팩스** 031)842-5964
전자우편 darunsangsang@naver.com

ISBN 979-11-964469-8-7 13510

• 잘못된 책은 바꿔 드립니다.
• 책값은 뒤표지에 있습니다.
• 이 도서의 국립중앙도서관 출판예정도서목록(CIP)은 서지정보유통지원시스템 홈페이지
  (http://seoji.nl.go.kr)와 국가자료공동목록시스템(http://www.nl.go.kr/kolisnet)에서
  이용하실 수 있습니다(CIP2019015545).

독자 여러분의 책에 관한 아이디어나 원고 투고를 설레는 마음으로 기다리고 있습니다.
이메일로 간단한 개요와 취지, 연락처를 보내주세요. 독자님과 함께하겠습니다.

여자, 서른이면 알아야 할
피로 회복의 기술

피로
독립

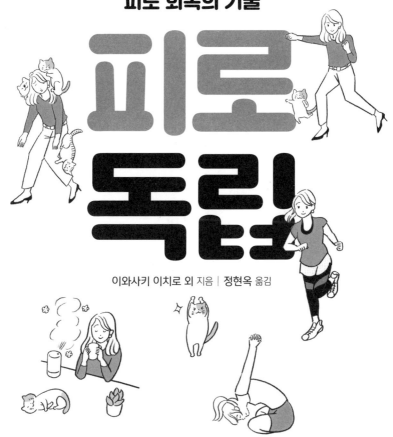

이와사키 이치로 외 지음 | 정현옥 옮김

아침에 눈을 뜨면서부터
퇴근하고 싶은 기분이 든다···

늘 피로에 짓눌려 산다···

자도 자도
끝없이 졸리다···

몸이 무겁다···

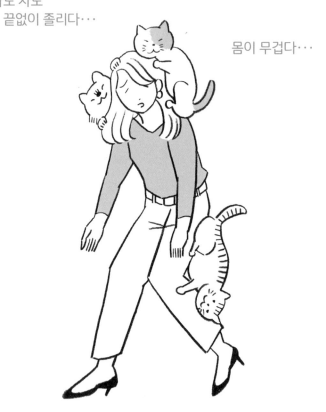

프롤로그

피로 없는 가뿐한 출근길을 위해

매일 무거운 몸을 이끌고 출근하는 여성들이 얼마나 많을까? 이 책은 피로에 절은 몸과 마음이 말을 듣지 않아 날마다 괴로워하는 여성들을 위해 만들어졌다.

그날의 피로를 그날 털어내는 일은 굉장히 중요하다. 컨디션은 일이나 생활 방식에도 상당한 영향을 미친다. 출중한 능력, 타오르는 열정을 가졌더라도 컨디션이 나쁘면 역량을 충분히 발휘하지 못하기 때문이다.

그렇기에 일하는 여성에게 몸과 두뇌, 마음의 컨디션은 굉장히 중요하다.

'요즘 피곤이 가시질 않아.'

'집중을 못 하겠네.'

'남친한테 자꾸 짜증이 나. 울컥해.'

이런 느낌은 당신의 몸과 마음, 뇌의 어딘가에 이상이 생겼다는 신호인지도 모른다. 그런 신호의 원인을 말끔하게 해소한다면 일과 사생활 모두 상쾌하게 해나갈 수 있을 것이다. 내재된 힘을 마음껏 발휘할 수 있음은 물론, 지금까지 컨디션 때문에 잠자고 있던 에너지를 발산하여 기대 이상의 성과를 낼지도 모른다.

지금은 인터넷만 뒤지면 어떤 정보든 찾아낼 수 있는 시대지만, 그 헤아릴 수 없는 정보들로부터 자신에게 도움이 될 만한 것을 취사선택하는 수고가 필요하다. 이 책은 뇌과학, 영양학, 심리학을 바탕으로 곳곳에 널린 정보들 중에서 일하는 여성의 컨디션 관리에 필요한 기본 지식을 엄선하였다. 생리 중에 발생하는 여러 증상이나 수족냉증, 다이어트와 운동, 영양소에 관한 기초 지식까지 다루고 있다. 몸, 두뇌, 마음의 피로를 날리고 최고의 컨디션을 유지하는 비결을 쉽고 간결하게 한 권에 담았다. 열심히 일한 당신의 일상에서 피로가 사라지고 어제보다 나은 오늘을 만들어갈 수 있길 바란다.

차례

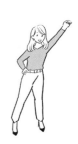

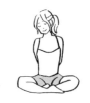

part 2

맑은 머릿속, 뇌 관리로 매일 활력 충전
-피로 해소 2단계 : 두뇌 관리

part 3 스트레스를 쌓아두지 않는 감정 관리
-피로 해소 3단계 : 마음 관리

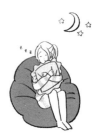

"너무 피곤해서 퇴근하고 운동하는 건 무리야."
"밥 해 먹을 기운도 없어….";

바쁘게 일하다 보면 내 몸을 제대로 관찰할 기회가 없고 반복되는 피로와 통증도 방치하게 된다. '몸이 이렇게 늘어지지 않는다면 일도 훨씬 열심히 할 텐데'라며 저절 체력을 탓해보기도 한다. 탄력 있는 몸매를 갖고 싶은 마음은 굴뚝 같지만 운동할 힘은 없다. 이러지도 저러지도 못한 채 피로와 스트레스만 쌓여간다.

이런 여성들을 위해 1부에서는 계속 일하며 살아갈 나의 '재산목록 1호', 몸 건강 관리법을 다룬다. 자세와 스트레칭, 수면, 식단 등 일상생활 속 실천 방법과 여성호르몬에 대해 쉽고 간단하게 설명하며 최상의 컨디션을 유지할 수 있게 도와준다. 일을 하면서 몸을 의식하는 것만으로도 컨디션 조절을 위한 첫발을 내딛은 셈이다.

몸 관리 포인트

- 🐾 몸이 가벼워지는 스트레칭
- 🐾 개운한 아침을 위한 꿀잠 수면법
- 🐾 건강하고 날씬한 몸매를 유지하기 위한 식단
- 🐾 여성호르몬과 자율신경 이해하기

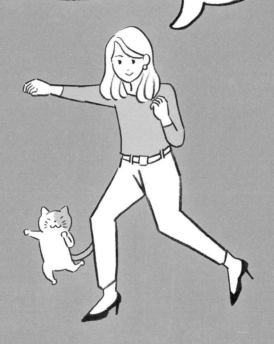

part 1

내 몸이
가장 소중한
재산이니까

피로 회복 1단계 : 몸 관리

chapter 1
몸, 풀어주고 늘려주고 바로잡자

사무실에 앉아 일을 하다 보면 하루 종일 제대로 몸을 움직이지 못하는 경우가 대부분이다. 그런 생활 습관 때문에 일하는 여성 대부분이 어깨 결림이나 허리 통증, 두통 등을 달고 산다. 이러한 통증을 날려버리는 데에 즉각 효과를 발휘하는 기본적인 스트레칭 방법과 운동법을 익혀두자.

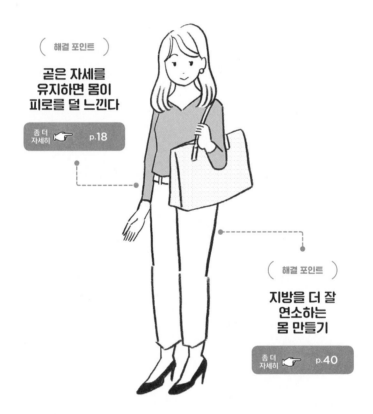

(해결 포인트)

**곧은 자세를
유지하면 몸이
피로를 덜 느낀다**

좀 더
자세히 ☞ p.18

(해결 포인트)

**지방을 더 잘
연소하는
몸 만들기**

좀 더
자세히 ☞ p.40

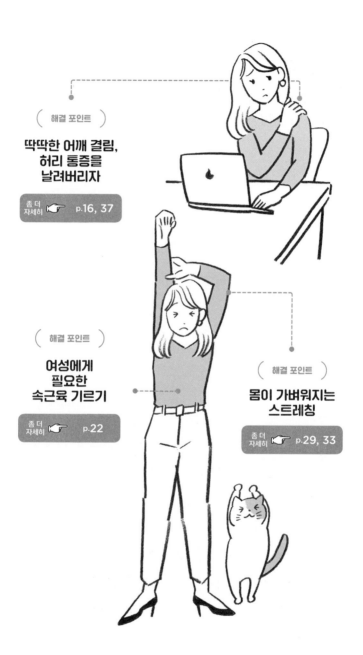

(해결 포인트)

**딱딱한 어깨 결림,
허리 통증을
날려버리자**

좀 더
자세히 ☞ p.16, 37

(해결 포인트)

**여성에게
필요한
속근육 기르기**

좀 더
자세히 ☞ p.22

(해결 포인트)

**몸이 가벼워지는
스트레칭**

좀 더
자세히 ☞ p.29, 33

온몸이 아픈 이유

참기 힘든
몸의 통증부터 잡자

모든 일을 컴퓨터로 할 수밖에 없는 환경

남성과 여성을 구분하여 바라보는 건 시대에 뒤떨어진 방식이라고 말하는 사람도 있겠지만, 컨디션을 제대로 관리하려면 남성과 여성은 몸의 구조 자체가 다름을 인정해야 한다. 구별과 차별은 엄연히 다르니까.

일하는 여성의 몸에 나타나는 문제들은 대개 '움직이지 않아서' 생긴다. 서서 근무하건 앉아서 근무하건 거의 같은 자세로 하루를 보내다 집에 가면 피곤해서 운동할 엄두를 못 내는 사람이 많다. 특히 남성보다 근육량이 적은 여성은 일상적으로 몸을 움직이지 않으면 순식간에 몸이 약해진다.

그런데 왜 몸을 움직이지 않을까? 움직이기 싫어서? 혹은 게을러서? 아니다. 당신이 운동 부족인 이유는 일 때문이다. 요즘에는 컴퓨터가 없으면 일을 할 수 없다. 그리고 몸을 움직이면서 컴퓨터를 사용하기란 거의 불가능하다. 컴퓨터와 떨어져 있는 시간이라고는 걷거나 대화를 나눌 때뿐인지도 모른다. 컴퓨터가 당신의 몸을 구속하고 있다는 뜻이다.

모니터를 쳐다보고 있는 동안 손가락을 제외한 당신의 몸은 멈추어 있다. 그 상태가 지속되면 자세가 무너지고 허리 통증이나 어깨 결림이 생기며 컨디션이 악화된다.

컨디션이란 몸뿐 아니라 마음의 상태까지 포괄하는 개념이다. 그런데 마음은 어쨌든 몸 안에서 만들어진다. 몸을 최고 상태로 유지하지 않으면 최고의 심리 상태 역시 얻기 힘든 것이다. 몸 건강을 가장 먼저 챙겨야 하는 이유다.

하지만 환경을 바꾸기는 어려운 법. 이 장에서는 몸을 풀어줄 수 있는 간편한 방법을 소개하겠다. 고난도 훈련이 아니라 운동 부족인 사람도 따라하기 쉬운 스트레칭이나 자세 교정법을 고민별로 나누어 전수한다. 간단한 처방으로 참기 힘든 몸의 통증에서 벗어나자.

통증 잡기의 기본은 자세 교정!

통증, 냉증, 짜증을 날려버리는 바른 자세

자세를 바로잡아야 통증이 잡힌다

통증을 잡을 때 염두에 두어야 할 것은 '자세'이다. 여성 몸은 근육을 만들고 유지하기가 어려우므로 '근육을 쓸 필요 없는 컨디션 만들기'가 중요하다. 그래서 평소 자세에 주의를 기울여야 한다. 자세는 습관적인 움직임이 굳어져 만들어진다. 그래서 평상시 어떻게 움직이느냐가 중요하다.

'일할 때는 어쩔 수 없다', '등을 구부리고 앉는 게 편하다'는 핑계로 구부정한 자세를 고수하는 사람이 많다. 하지만 그런 자세는 사실 특정한 근육을 혹사시킨다. 고치지 않으면 피로가 한 곳으로 몰리게 되는 것이다.

앞서 말한 대로, 컴퓨터로 모든 업무를 처리하는 사무 환경이 나쁜 자세의 주요 원인이다. 앉아서 컴퓨터로 일하다 보니 등이 둥글게 구부러지고 모니터를 들여다보느라 고개가 점점 앞으로 돌진한다(거북목). 모니터를 들여다보지 않는 시간에는 스마트폰을 사용하느라 어깨가 안쪽으로 움츠러든다(새우등). 이러한 새우등은 척추가 휜 경우와 달리 앞에서 보았을 때에는 자세가 나빠 보이지 않는다.

| 정상적인 자세 | 거북목 자세 | 새우등 자세 |

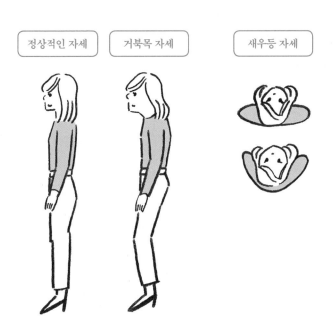

옆에서 보았을 때 목이 앞으로 나와 있지 않은지, 컴퓨터나 스마트폰을 사용할 때 본인의 자세가 어떤지 거울이나 카메라를 이용해 확인해보자.

나쁜 자세 때문에 발생하는 문제

안 좋은 자세는 인상을 나쁘게 만들 뿐 아니라 불필요한 피로를 축적하고 심지어는 일의 성과마저 떨어뜨린다. 가장 큰 문제는 몸의 어딘가에 부담이 쏠리게 함으로써 통증을 유발한다는 점이다.

인간은 이족보행을 하므로 원래 중심이 불안정하다. 그런데 컴퓨터나 스마트폰을 사용하면서 몸을 앞으로 기울인 자세를 오래 유지하면 신체 일부에 큰 부담이 가해진다. 이로 인해 가장 흔히 호소하는 통증은 어깨 결림이나 허리 통증이다. 어깨나 허리가 아파 일에 집중하기 힘들었던 경험은 누구나 있을 것이다.

또 한 가지 문제는 나쁜 자세가 호흡을 얕게 만든다는 점이다. 컴퓨터나 스마트폰 조작에 몰두하다 보면 무의식중에 자세가 앞으로 기울고 가슴이 닫혀 호흡이 얕아진다. 그 결과 뇌에 산소가 충분히 전달되지 못해 뇌 활동이 둔화된다.

호흡은 자율신경(신체를 구성하는 여러 장기와 조직의 기능을 조절하는 신경. 교감신경과 부교감신경으로 나뉜다 – 옮긴이)과 깊은 관련이 있다. 얕은 호흡이 지속되면 교감신경과 부교감신경의 조화가 깨져 자율신경에 이상이 온다. 그렇게 되면 두통이나 현기증, 피로, 우울감 등 각종 질환이 발생한다(p.46).

현대인은 얕아진 호흡 때문에 자율신경 메커니즘이 무너지기 쉽다. 의식적으로 숨을 깊이 들이마시려고 노력한다 해도 가슴이 닫혀 있으면 깊은 호흡이 불가능하다. 스트레칭을 통해 자세를 교정함으로써 자연스레 깊게 호흡하는 습관을 들이자.

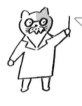

현대인의 나쁜 자세는 스마트폰과 컴퓨터 때문에 점점 악화되고 있다냥

여성에게 반드시 필요한 속근육

올바른 자세를 위해
꼭 필요한 근육은?

핵심은 골반기저근과 내전근

자세를 바로잡자고 말하기는 쉽다. 하지만 현실에서 우리 모습은 늘 컴퓨터나 스마트폰을 사용하고 있고, 근육이 없어서 등이 굽고 배가 앞으로 나오며, 다리를 꼬고 앉아 골반이 뒤틀려 있다.

기본적으로 올바른 자세를 위해서는 두 종류의 속근육, 골반기저근과 내전근을 강화해야 한다.

골반기저근은 이름 그대로 골반 바닥에서 방광이나 직장을

지지하는 근육을 통틀어 가리킨다. 하부에서 몸을 지탱하는 근육으로 요도 및 항문을 조여주는 역할도 한다.

내전근은 허벅지 안쪽 근육을 말한다. 골반과 자세를 잡아주며 일상생활에서도 아주 중요하다.

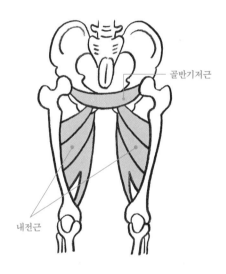

골반기저근과 내전근을 특히 강조하는 이유가 무엇일까?

여자의 몸은 남자에 비해 기본적으로 근육량이 적고 또 근육을 만들기도 힘들다. 여성호르몬인 프로게스테론(progesterone)은 지방이 붙기 쉽게, 남성호르몬인 테스토스테론(testosterone)은 근육이 붙기 쉽게 작용하기 때문이다.

그래서 여성들의 경우 근육을 만들려고 해도 노력만큼 근육이 잘 붙지 않고, 설사 근육이 생겼다 해도 유지하려면 '철의 여인'이 되어 혹독한 트레이닝을 이어가야 한다. 그렇게 트레이닝을 완벽하게 해내면, 바깥 근육이 붙어 몸이 울퉁불퉁해지면서 유연한 곡선이 사라진다.

울퉁불퉁한 몸을 원치 않는 대부분의 여성에게 필요한 것은 근육 강화가 아니다. 중력에 이끌려 아래로 처지는 부분들을 끌어올려주는 힘이 필요할 뿐이다. 그 힘이 바로 두 가지 속근육, 골반기저근과 내전근에서 나온다.

'힙업력'을 키우자

골반기저근과 내전근이라는 두 속근육은 동시에 강화할 수 있다. 두 근육이 서로 긴밀하게 상호작용하기 때문에 골반기저근을 강화하는 운동은 대부분 내전근도 발달시킨다.

똑바로 선 상태로 안쪽 허벅지와 엉덩이에 힘을 줘보자. 허벅지 사이에 얇은 종이 한 장을 끼우고 떨어지지 않도록 붙잡고 있다고 상상하면 도움이 된다. 아랫배가 당기면서 힘이 들어가는 게 느껴지는가? 그 힘이 바로 골반기저근에서 나온다. 이처럼 내전근과 골반기저근은 운동 연관성이 높아서 어느 한쪽만 근력이 떨어져도 몸에 탄력이 사라진다.

이제 골반기저근과 내전근을 강화하는 운동법을 알아보자.

자세를 바로잡아주는 운동 1

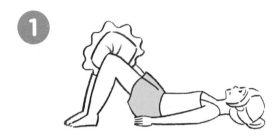

위를 보고 눕는다. 무릎을 구부려 발바닥을 바닥에 붙인다. 발뒤꿈치는 엉덩이 너비에서 주먹 두 개가 더 들어갈 정도로 벌린다. 양손은 몸 옆으로 가지런히 내려 손바닥을 아래로 향하게 놓는다.

Point 허벅지 사이에 쿠션이나 작은 볼을 끼워보자. 위에서 쿠션이나 볼을 내리쳐도 떨어뜨리지 않을 정도로 힘을 주면 운동 효과가 높아진다.

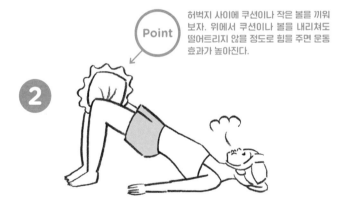

❶의 자세에서 발바닥으로 바닥을 밀면서 엉덩이를 들어올린다. 이때 발 바깥쪽으로 중심이 쏠리기 쉬운데 발바닥 전체(특히 엄지발가락)로 바닥을 힘주어 밟는 느낌을 유지한다. 엉덩이를 가볍게 조이면서 무릎을 몸 밖으로 내민다고 생각하자. 그 상태로 심호흡을 다섯 번 한다.

자세를 바로잡아주는 운동 2

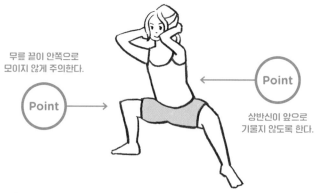

무릎 끝이 안쪽으로
모이지 않게 주의한다.

Point

Point

상반신이 앞으로
기울지 않도록 한다.

1 어깨너비 두 배 정도로 다리를 크게 벌리고 발끝은 45도 정도 밖으로 향한다. 두 손을 머리 뒤로 가져가 깍지를 끼고 가슴을 편다. 엉덩이가 뒤로 빠지지 않도록 상반신은 수직을 유지하면서 천천히 엉덩이를 내린다.

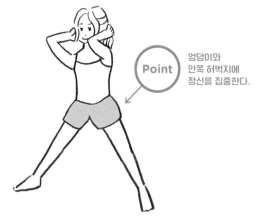

Point

엉덩이와
안쪽 허벅지에
정신을 집중한다.

2 일어설 때가 중요하다. 다리 뒤쪽에 힘을 주어 엉덩이를 당기면서 안쪽 허벅지를 모아주듯 천천히 일어선다. 고관절을 들어올리는 느낌으로 일어서면 내전근과 골반기저근에 힘이 훨씬 잘 들어간다.

처음에는 익숙하지 않은 동작이라 조금 힘들겠지만 이 두 근육에 의한 '힙업력'은 꾸준히 운동해야 얻을 수 있으므로 자신이 할 수 있는 범위 내에서 시작해보자. 자세를 바로잡아줄 뿐아니라 O자 다리를 교정해주고, 너무 가는 다리에는 적당한 근육을 붙여준다.

스트레칭할 힘도 없다면

아주 간단한 스트레칭과 운동법을 소개했다. 하지만 퇴근하고 무거운 몸으로 집에 돌아오면 이 정도로 움직이는 것도 귀찮을 때가 많다. '아, 역시 운동은 무리야'라며 포기할 것 같은 당신을 위해 몸을 푸는 더 쉬운 방법을 소개하겠다. 바로 '팔을 위로 들어올리기'이다.

'응? 그게 다야?'라는 생각이 들겠지만 생활 속에서 팔을 머리 위로 올릴 기회가 얼마나 있을까? 기껏해야 전철에서 위에 달린 손잡이를 잡는 정도일 것이다. 하지만 팔을 들어올리는 간단한 동작은 생각보다 효과가 좋다.

귀 바로 옆에 두 팔이 닿도록 똑바로 들어올리는 게 중요하다. 이 동작이야말로 자세를 단시간에 개선해주는 동작이다.

여기서 굽은 등을 더 효과적으로 펴고 싶다면 어깨 관절에 자연스럽게 힘을 싣자. 바닥이나 벽에 손을 대고 팔 사이에 머리를 쑥 집어넣어 겨드랑이를 시원하게 늘려주면 된다. 이때 등은 곧게 펴야 한다.

　이 동작만으로도 어깨 관절이 원래 자리를 찾아가고 등이 펴지므로 하루종일 둥글게 말려 있던 등을 효과적으로 스트레칭할 수 있다. 퇴근하고 전신욕이나 반신욕을 마친 후에 하면 효과가 더 크다.

너무 피곤해서 집중력이 떨어질 때

뭉친 어깨,
5분 만에 풀어주기

말려 있는 어깨 펴기

어깨 결림에 시달리지 않는 현대인은 없을 것이다. 일하면서 어깨가 결리는 가장 큰 원인은 역시 어깨와 목이 앞으로 쏠린 채 긴 시간 컴퓨터나 스마트폰을 사용하기 때문이다. 그 결과 어깨에 과부하가 걸리는 것이다.

어깨 결림을 해소하려면 앞으로 나와 있는 어깨를 제자리로 넣어줘야 한다. 방법은 간단하다. 팔을 뒤로 당겨주면 끝이다. 정확히 말하면 팔을 뒤로 돌려 양손을 등 뒤에서 깍지 끼고 견갑골(어깨뼈)을 뒤로 모아주면서 팔을 쭉 뻗는다.

오른쪽 그림처럼 어깨가 안쪽으로 말려 등이 둥글게 굽으면 안된다. 어깨가 뒤로 늘어날 때의 시원함을 느끼지 못할뿐더러 가슴으로 들이마시는 공기 양이 적어지므로 호흡하기도 힘들다.

올바른 자세는 왼쪽 그림처럼 어깨가 등 뒤로 당겨져 있고 견갑골이 뒤로 쏠리며 가슴이 펴진 상태이다. 등 윗부분이 완전히 젖혀지면 목도 뒤로 당겨져 앞으로 나와 있던 얼굴이 쏙 들어가고, 굽어 있던 등도 곧게 펴진다.

이 자세를 기본으로 견갑골 주변을 완벽하게 풀어주는 스트레칭과 목 결림에 효과적인 스트레칭을 좀 더 알아보자.

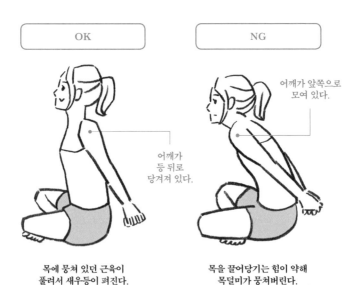

OK   NG

어깨가 앞쪽으로 모여 있다.

어깨가 등 뒤로 당겨져 있다.

목에 뭉쳐 있던 근육이 풀려서 새우등이 펴진다.   **목을 끌어당기는 힘이 약해 목덜미가 뭉쳐버린다.**

견갑골을 풀어주는 스트레칭

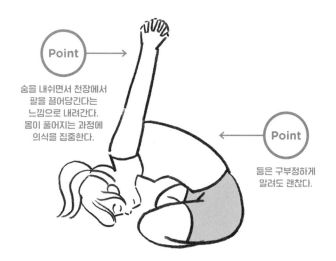

Point

숨을 내쉬면서 천장에서
팔을 끌어당긴다는
느낌으로 내려간다.
몸이 풀어지는 과정에
의식을 집중한다.

Point

등은 구부정하게
말려도 괜찮다.

Point 팔만 억지로 움직이려 하거나 무리하게 힘으로 밀어붙이지 말 것.
숨을 내쉬면서 몸이 느슨해지고 어깨에 들어갔던 힘이 빠지면서 팔
이 천천히 들려 올라가는 감각을 순서대로 느껴보자.

1 두 손을 어깨 뒤에서 깍지 끼고 견갑골을 모아준 다음, 숨을 들이마시면
서 가슴을 펴주고 시선을 45도 위로 끌어올린다.

2 숨을 내쉬면서 천천히 앞으로 웅크린다. 목부터 얼굴까지 힘을 빼고, 의
식을 어깨 주위에서 팔 쪽으로 가져가면서 배꼽을 들여다보듯 머리를
아래로 집어넣는다. 그대로 다섯 번 호흡한다.

목 결림에 효과적인 스트레칭

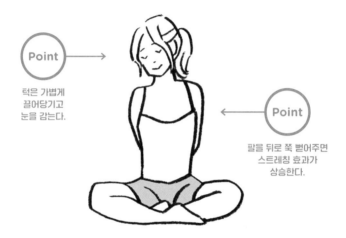

Point
턱은 가볍게
끌어당기고
눈을 감는다.

Point
팔을 뒤로 쭉 뻗어주면
스트레칭 효과가
상승한다.

Point 턱이 올라가면 목 뒤가 압박되어 목뼈에 부담을 준다. 눈을 감으면 몸에 집중하기 쉬워지고, 관절 움직임이 부드러워지면서 근육에 무리를 주지 않는다.

1 견갑골을 모아주듯 두 손을 등 뒤에서 깍지 낀 다음 숨을 들이마시면서 척추를 끌어올려 머리를 위로 당긴다.

2 숨을 내쉬면서 천천히 얼굴을 오른쪽으로 기울이고 그대로 다섯 번 호흡한다. ❶의 자세로 돌아갔다가 이번에는 얼굴을 왼쪽으로 기울여 다섯 번 호흡한다.

허리가 끊어질 것 같을 때

허리 통증을 잡는
효과 만점 스트레칭

허리 통증의 원인은 무엇인가?

허리 통증은 원인이 각양각색이라 대처법도 다양하다. 우선 허리에 물리적인 부담이 가해진 경우이다. 인간은 두 다리로 서서 걷기 때문에 엉거주춤한 자세를 취하거나 허리 근육 또는 관절에 피로가 쌓이면 허리 통증이 발생한다. 여성의 경우 하이힐을 신고 걷는 것도 허리에 부담을 주기 때문에 중심이 앞으로 쏠리는 '킬힐'이나 뒷굽이 닳아서 불안정해진 신발은 가능하면 피하자.

또 여성에게 일어나기 쉬운 냉증이 허리 통증의 원인인 경우도 있다. 여성은 남성에 비해 냉증이 생기기 쉽다. 한여름, 에어컨이 빵빵하게 틀어진 사무실에서 지내다 보면 몸이 쉽게 차가워진다.

또 여성의 골반은 자궁이나 난소 등을 감싸고 있어서 그 부분의 혈행이 나빠지기 쉬운데, 그로 인해 허리 통증이 발생하기도 한다. 여성호르몬 분비의 변화가 자율신경에 영향을 주고, 자율신경 불균형에 의한 혈행 불량으로 월경 전이나 월경 중에 허리가 아픈 사람도 많다. 이런 경우에는 몸을 따뜻하게 해주어야 한다(p.78).

자궁근종 등 여성에게만 생기는 질병이나 담증(痰證)도 허리 통증을 일으킨다. 몸 상태가 평소와 다른 것 같거나 통증의 강도가 점점 세지는 경우, 발열이나 출혈을 동반하는 경우에는 참지 말고 당장 의사와 상담하기 바란다.

몸의 중심, 선골을 아시나요?

이처럼 허리 통증을 일으키는 요인은 다양하다. 하지만 가장 큰 이유는 어깨 결림과 마찬가지로 운동 부족이 아닐까 싶다. 운동 부족으로 인해 근육량이 감소하면, 허리를 제대로 지탱하지 못하고 혈행도 불완전해져서 허리 통증이 초래된다. 이번에는 만성적인 운동 부족으로 인해 발생하는 허리 통증에 효과적인 스트레칭을 알아보자.

　허리 통증 개선에 중요한 부위가 선골(sarcoma)이다. 선골은 큰 골반의 일부인데, 쉽게 말하자면 엉덩이 바로 위에 있는 넓적한 뼈이다. 어릴 때 몽고반점이 있던 부위에 돌출된 뼈가 바로 선골이다. 선골은 몸의 '중심의 중심'이라 해도 좋을 만큼 중요한 부위다. 몸의 중심인 척추의 토대 역할을 하기 때문이다.

　선골은 옆에서 봤을 때 약간 앞으로 기울어 있어야 정상이다. 그 위로 척추가 뻗어 있는데, 옆에서 보면 S자 모양이다. 일하면서 장시간 뒤로 기대어 앉거나 컴퓨터를 보느라 상체를 내밀게 되면 선골이 정상적인 상태보다 앞이나 뒤로 누운 형태가 된다. 그렇게 선골이 누워버리면 척추가 올바르게 S자를 그리지 못하게 되고, 일그러진 척추를 지탱하기 위해 근육에 무리하게 힘을 주게 되면서 허리 통증이 발생하는 것이다.

허리 통증을 잡는 스트레칭

　선골의 위치를 바로잡는 데 효과적인 스트레칭은 전굴(몸을 앞으로 구부리는 동작 - 옮긴이)이다. 허리는 하반신이 지탱해주는데, 하반신의 근육은 보통 크고 단단해서 따로 운동을 해주지 않으면 좀처럼 늘리기 어렵다. 전굴 동작은 이러한 하반신 근육을 늘려주고 이를 통해 선골이 바른 위치를 찾도록 돕는다.

　서서 하는 게 다리에 힘을 주기 쉬우므로 초보자는 앉아서 하기보다 서서 해보자.

　선 자세에서 두 발을 골반 너비의 두세 배만큼 크게 벌리고 양손을 허리에 얹어 숨을 들이마쉰다. 내쉬면서 천천히 허리를 숙이고, 머리가 종아리까지 완전히 내려가면 양손을 바닥으로 내린다. 이 과정에서 고관절의 움직임에 의식을 집중하자. 머리를 내릴 때에는 의식적으로 등을 곧게 편다는 느낌을 주자. 그대로 다섯 번 호흡한다. 숨을 들이마실 때 종아리를 당기고 내쉴 때 어깨에 힘을 뺀다. 억지로 힘을 주려 하지 말고 하반신이 늘어나는 걸 느껴보자.

　이 스트레칭을 꾸준히 하면 평소에 사용하지 않는 골반 주변과 하반신 근육이 강화되어 비뚤어진 자세로 굳어버린 선골이 제자리를 찾아갈 것이다.

모니터 위치가 원인이라고?

자세를 바로잡는 환경 만들기

저절로 자세가 좋아지는 환경 만들기

의지의 힘을 빌리지 않고도 올바른 자세를 유지할 수 있는 환경 만들기는 매우 중요하다. 아무리 운동을 열심히 해도 하루에 여덟 시간을 컴퓨터 앞에 앉아 있다면 그때 나오는 습관이 자세를 결정한다. 운동만으로 나쁜 자세를 뿌리 뽑기는 불가능하기 때문이다. 우선 환경을 바꾸어야 한다.

우리는 자신의 의지로 행동하는 것처럼 보이나, 실제로는 환경에 지배되고 있는 경우가 대부분이다. 그럴 만한 환경 안에 있으니 그렇게 행동하게 된다는 얘기다. 자세를 바로잡으려면 이런 사실을 자각해야 한다.

컴퓨터를 사용하는 사무실에서 자세에 좋은 환경은 어떻게 만들 수 있을까? 오른쪽 그림처럼 낮은 위치에 모니터가 있으면 자연적으로 목을 앞으로 내밀고 허리를 웅크리게 된다. 한편 왼쪽 그림처럼 모니터를 높은 위치에 고정시키면 목이 바르게 서고 어깨도 뒤쪽으로 젖혀져 바른 자세로 화면을 볼 수 있다. 이 각도의 차이는 바로 무의식적으로 좋은 자세를 유지할 수 있는 환경을 만드는 데서 나온다.

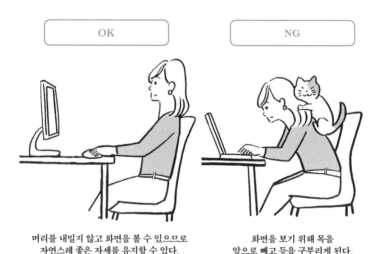

OK	NG

머리를 내밀지 않고 화면을 볼 수 있으므로
자연스레 좋은 자세를 유지할 수 있다.

화면을 보기 위해 목을
앞으로 빼고 등을 구부리게 된다.

데스크탑 컴퓨터를 사용하는 사람은 모니터 높이를 조절해서 목을 구부리지 않고 화면을 볼 수 있도록 눈높이에 맞춰야 한다. 노트북을 이용하는 사람은 모니터를 연결해서 사용하거나 거치대를 이용하는 것이 좋다.

효율적인 몸매 관리법

지방을 연소하기 쉬운 체질 만들기

대사량을 높여 살이 잘 찌지 않는 체질로

아무리 먹어도 살찌지 않는 몸. 아마 우리 모두의 소망일 것이다. 체내 에너지 소비 메커니즘을 제대로 이해하면 그런 이상적인 몸을 얻을 수 있다.

뇌나 심장, 소화기관 등 의식과 상관없이 늘 움직여야 하는 부분에 사용되는 에너지, 즉 생명 유지에 필요한 최소한의 에너지 대사를 '기초대사'라고 한다. 아무것도 하지 않고 그저 누워서 멍하게 있기만 해도 사람은 기초대사로 에너지를 소비한다.

이렇게 소비하는 에너지는 하루 소비 에너지의 60~70퍼센트에 이른다. 먹어도 살찌지 않는 몸을 만들려면 기초대사량을 높이는 방법이 지름길인 것이다.

기초대사량을 높이는 비결은 근육에 있다. 근육은 에너지 소비량이 많아서 전체 기초대사량의 약 20퍼센트를 차지한다. 내장 기관이나 뇌도 에너지를 많이 소비하지만 장기는 인간의 의지대로 움직이거나 그 수를 늘릴 수가 없다. 그러므로 운동으로 근육량을 늘리는 것이 기초대사를 높이는 가장 효과적인 수단이다.

근육을 사용하지 않으면 30대부터 조금씩 근육이 감소하며, 40세 이후에는 매년 약 1퍼센트씩 줄어든다고 한다. 그만큼 기초대사량도 줄어드는 셈이다. 아무 일도 하지 않을 때 소비되는 에너지량이 줄어든다는 건 살찌기 쉬워진다는 뜻이다. 인간은 원래 나이를 먹으면 살찌기 쉬워지는 존재인 것이다. '예전에 비해 살이 잘 찌는 것 같다'는 느낌은 그저 느낌에 불과한 게 아니다.

최고의 운동, 스쿼트

기초대사량을 높이기 위해서는 가장 큰 근육인 허벅지부터 단련하는 게 효과적이다. 스쿼트는 허벅지와 복근을 단련하기 좋은 기본적인 하체 운동이다. 우선 몸에 부담이 가지 않는 범위에서 시작해 점점 허리를 깊이 내려 배와 허벅지에 가해지는 힘을 늘리도록 하자.

스쿼트를 하면 다리가 굵어지지 않을까 걱정하는 사람이 있을지 모르겠다. 그러나 성인 여성의 몸은 피하지방이나 여성호르몬의 영향으로 근육이 잘 붙지 않는다. 몸에 부담을 주는 덤벨 등을 사용하지 않고 자신의 체중만을 사용하는 '자중 근력 트레이닝'을 한다면 근육 때문에 울퉁불퉁한 몸이 될까 걱정할 필요는 없다.

근육을 붙이는 간단한 습관

사소한 운동 습관이나 생활방식 등을 조금만 개선해도 근육을 키울 수 있다. 몸을 거의 움직이지 않았던 사람이라면 변화를 더욱 크게 느낄 것이다.

천천히 달리기를 적극 추천한다. 조깅은 수영, 에어로빅, 사이클링, 하이킹과 함께 대표적인 유산소운동이다. 특별한 도구 없이도 간편하게 시작할 수 있다. 출근 전이나 퇴근 후에 상관없이 하루에 20분 이상, 일주일에 세 번만 가볍게 뛰어도 기초대사량이 늘어난다.

바빠서 운동 시간을 내기 어렵다면 일상생활에서 활동을 늘리자. 조금 더 걷는 것만으로도 큰 도움이 된다. 집에 돌아갈 때 가장 가까운 역보다 한 정거장 전에 내려서 걸어가기, 에스컬레이터 대신 계단 이용하기 등 걷는 시간을 늘려보자. 근육으로 지방을 연소할 때에는 산소가 필요한데, 걷기는 근육을 적당하게 자극하면서 산소를 공급하는 유산소운동이다. 남아도는 지방을 없애면서 근육을 만들고 대사를 높이는 데 탁월하다.

또 평소 일에 속도감을 주거나 자세를 바르게 하기만 해도 기초대사량은 높아진다. 앞서 소개한 올바른 자세를 위한 운동은 근육에도 적당한 자극을 주므로 꾸준히 하면 근력을 조금씩 키울 수 있다. 아무리 사소한 운동이라도 꾸준히 하면 체형은 반드시 바뀐다.

근력을 키우면 긴장되고 뒤틀린 자세가 바로잡히므로 아름다운 몸매도 만들 수 있다. 더불어 행동도 민첩해지고 덜 피로하며 에너지 넘치는 하루하루를 기대할 수 있을 것이다. 몸이 가뿐하면 정신도 상쾌해지므로 업무 의욕이 상승하고 인간관계에 긍정적인 영향을 주는 등 부수적인 효과도 있을 것이다.

chapter 2
자율신경과 수면 관리가 해답이다

쉬어도 계속 피곤하다면 불규칙적인 생활 패턴이나 수면 부족이 원인일수 있다. 오늘부터 당장 숙면을 취하는 비결, 개운한 몸으로 산뜻한 하루를 보내는 요령을 알아보자.

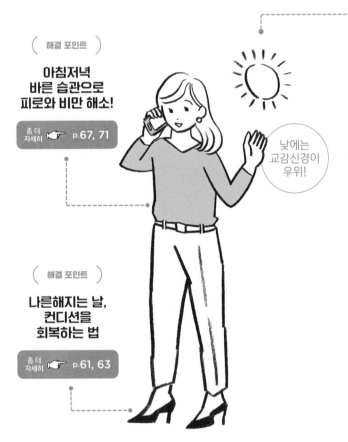

(해결 포인트)

**아침저녁
바른 습관으로
피로와 비만 해소!**

좀 더
자세히 👉 p.67, 71

낮에는
교감신경이
우위!

(해결 포인트)

**나른해지는 날,
컨디션을
회복하는 법**

좀 더
자세히 👉 p.61, 63

(해결 포인트)

**수면의 질을 높여
상쾌한
아침을 맞기**

좀 더
자세히 👉 p.52, 56

(해결 포인트)

**몸과 마음을
건강하게 하는
자율신경의 기본 알기**

좀 더
자세히 👉 p.46

밤에는
부교감신경이
우위!

Z Z Z

피로는 어디에서 올까?

자율신경을
잡아라

피로의 원인은 자율신경 불균형

피곤에도 종류가 있다. 몸을 움직이거나 자세를 유지함으로써 발생하는 육체적 피로, 컴퓨터 화면을 장시간 들여다보거나 고강도의 프레젠테이션을 마친 후에 느끼는 뇌의(정신적) 피로가 있다. 여기서 뇌의 피로는 몸이나 마음의 피로로 표출되기도 한다.

사실 몸이나 마음이 피곤할 때 실제로 그 피로를 당신에게 느끼게 하는 것은 뇌이다. 뇌에서 명령을 받아 몸의 기능을 조절하는 자율신경이 뇌의 소리 없는 비명을 몸에 전달하는 것이다.

'왠지 몸이 찌뿌둥하다', '이유 없이 불안하다' 등 원인을 특정할 수 없는 피로에 시달린다면 자율신경을 점검해볼 필요가 있다. 자율신경이라는 말을 여기저기서 들었을 테지만, 정확히 이해하는 사람은 많지 않을 것이다.

자율신경이란

신경은 몸의 각 부분과 뇌를 연결하는 네트워크이다. 다양한 명령과 정보가 이 네트워크를 통해 잘 이동해야 몸이 정상적으로 기능한다.

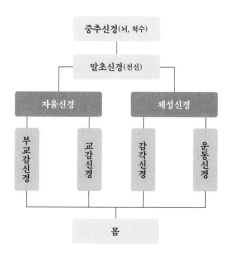

　신경은 뇌나 척수에 있는 중추신경과 손발이나 내장을 움직이게 하는 말초신경으로 크게 나뉘고 말초신경은 다시 체성신경과 자율신경으로 나뉜다.

　체성신경은 손을 뻗거나 걷는 것처럼 의식적으로 몸을 움직일 때 기능하는 신경이고, 자율신경은 내장 기관이 음식물을 소화키는 것처럼 의식적인 사고 없이도 자동으로 몸을 조절하는 신경이다.

　자율신경에는 몸을 활동시키는 교감신경과 이완시키는 부교감신경이 있다. 낮에는 교감신경이 우위에, 밤에는 부교감신경이 우위에 선다. 이 둘은 환경이나 상황에 몸을 적응시키기 위해 시소처럼 균형을 맞추어 호흡, 체온, 혈류, 심장박동, 혈압 등을 세세하게 조절한다.

교감신경과 부교감신경의 균형을 찾으려면

　피로의 원인은 한마디로 교감신경과 부교감신경의 불균형이다. 일이나 공부에 집중하면 교감신경이 활성화되고 호흡 횟수, 심장박동수, 체온, 혈압이 상승한다. 적당한 긴장감을 만들어내기 위해서는 교감신경을 활발히 해야 한다. 그러나 이 상태가 오래 지속되는 것은 좋지 않다. 점차 산소를 들이키는 양이 줄어들고 혈중 산소농도와 혈당치가 낮아지며 혈행도 나빠지기 때문이다. 심지어 부분적으로 체온이 저하되어 어깨 결림이나 냉증의 원인이 된다.

한편 부교감신경만 과하게 활성화되어도 의욕이 떨어지는 등 무기력한 상태에 빠진다. 그러므로 교감신경과 부교감신경이 균형 있게 작용하는 게 가장 이상적인 상태다. 이 역할 분담이 제대로 이루어지지 않거나 어느 한쪽이 지나치게 많이 작동하면, 자율신경 불균형이 발생하여 피로나 나른함, 현기증, 불면 등 몸과 마음의 불안정으로 이어진다.

자율신경이 균형을 이루면 다음과 같은 효과가 있다.

○ 스트레스 완화

교감신경 과잉 상태에 이르면 짜증이 나거나 불안해져서 사소한 일에도 스트레스를 받는다. 이때 부교감신경이 활성화되면 몸이 이완되고 스트레스가 감소하여 편안한 상태가 된다.

○ 피로 회복

자율신경이 균형을 맞추면 온몸의 혈액 흐름이 원활해져 피로가 회복된다. 혈류가 나쁘면 산소나 필요한 영양소가 몸 구석구석까지 도달하기 어려워져서 어깨 결림, 허리 통증, 냉증 등 다양한 질환이나 피로로 이어진다.

○ 냉증 개선

자율신경이 조화를 이루면 혈류가 개선되므로 말단에 있는 신경까지 혈액 공급이 원활해지고 여성에게 많은 냉증도 완화된다.

○ 태만감 해소

부교감신경이 정상적으로 활동하지 않으면 내장 기능이 저하되고 먹은 음식물을 소화하기 어렵거나 부종, 의욕 상실 등이 나타나고 이것이 태만감이나 원인을 알 수 없는 피로로 이어진다. 자율신경이 균형을 이루어야 수시로 찾아오는 태만감을 해소할 수 있다.

자율신경, 현명하게 조절하기

자율신경에 의한 몸의 반응은 스스로 조절할 수 없지만 평소 습관이나 행동으로 몸의 이상을 어느 정도 예방할 수 있다.

현대인은 일에서 받는 스트레스로 교감신경이 우위에 서는 경우가 많고, 나이가 들수록 부교감신경의 기능이 떨어진다. 자율신경의 균형을 맞추기 위해서는 의식적으로 부교감신경을 활성화해야 한다.

교감신경이 우위에 선 상태가 지속되어 피로를 느끼기 전에 부교감신경의 스위치를 켜자. 일이나 공부 등으로 장시간 집중한 후에는 반드시 휴식시간을 갖도록 하자. 한 시간에 한 번은 쉬어주는 것이 좋다.

쉰다고 해서 멍하니 있으면 피로 회복에 별로 도움이 되지 않는다. 몸을 움직여 혈행을 돕고 많은 산소를 들이마셔 산소 결핍 상태를 해소해야 한다. 가벼운 스트레칭이나 걷기, 심호흡이 효과적이다.

무엇보다 중요한 것은 평소 생활습관이다. 자율신경은 거의 24시간 주기로 균형을 유지한다. 기본적으로 낮에는 교감신경, 밤에는 부교감신경이 높아지도록 조정되므로 그 주기에 맞춰 수면, 식사, 운동 등을 해야 한다. 이러한 생활 리듬이 깨지면 자율신경에 많은 부담을 준다.

잠들지 못하는 밤이 괴롭다면

체온 조절로
꿀잠 자기

수면과 심부체온 리듬 알기

졸음이 파도처럼 밀려오는데도 해야 할 일이 남아서 잠들지 못하다가 잠들 때를 놓쳐버리고, 급기야 정신이 완전히 또렷해져버린 탓에 누웠는데도 잠들지 못한 적이 있을 것이다.

졸음은 크게 세 경우에 우리를 찾아온다.

① 피곤할 때
② 주변이 어두워졌을 때

③ 체온이 낮아졌을 때

① 피로나 수면 부족으로 인해 체내에 수면물질 쌓이면서 졸음이 찾아온다. 격한 운동을 하면 근육에 피로물질(젖산)이 쌓이듯 뇌에도 눈을 뜬 후 뇌가 움직이는 동안에 수면물질이 쌓인다. 현재 아데노신(adenosine)이나 프로스타글란딘(prostaglandin) 등 수십 종류의 수면물질이 알려져 있으며 뇌에 작용해 졸림 현상을 일으킨다.

② 어두워지면 수면을 유도하는 멜라토닌이 분비되어 졸음이 온다. 뒤에서 더 자세하게 설명하겠다.

③ 수면에는 심부체온이 깊이 관여한다. 심부체온이란 신체 중심부의 온도를 말하는데, 언제나 피부 표면의 온도보다 높은 상태를 유지한다.

기본적으로 사람이 살아가는 데 중요한 뇌나 심장 등 장기가 있는 부분의 온도는 낮아지기 어렵게 설계되었다. 외부 환경의 온도가 낮아진 경우에도 심부체온이 아닌 손발 등의 온도를 낮추어 균형을 유지하려 한다.

심부체온에는 리듬이 있다. 기상 후 열한 시간이 지나면 가장 높아지고 스물두 시간 후에 가장 낮아진다. 예를 들어 아침 여섯 시에 일어났다면 심부체온은 오후 다섯 시에 가장 높고 다음 날 새벽 네 시에 가장 낮다.

일반적으로 심부체온이 높아질수록 우리 몸은 활동적으로 움직인다. 몸이 움직이기 쉬워지기 때문이다. 오전에는 넋 나간 듯 무기력해 보이던 사람이 저녁이 되자 갑자기 활발해지는 것도 심부체온이 상승했기 때문이다. 밤을 샜다고 해도 새벽 세 시에서 다섯 시 사이에는 참을 수 없는 졸음이 밀려오지 않는가? 이 역시 심부체온이 낮아져서 생기는 현상이다.

숙면에 효과적인 운동 시간대

기본적으로 심부체온 리듬은 수면 리듬과 다르며 잘 흔들리지 않는다. 그러나 규칙적인 생활을 이어가지 않으면 서서히 어긋나게 되며, 원래 상태로 되돌리는 일은 수면 리듬을 되찾는 것보다 어렵다.

수면 시간과 심부체온 리듬이 틀어지면 잠잘 시간에도 심부체온이 높아져서 누운 채로 몇 시간이나 잠들지 못하고 이리저리 뒤척이는 상황에 빠진다. 어렵게 잠들었다 해도 취침 시에 심부체온이 높으면 잠이 얕아지고 다음 날 일어나도 피로가 남게 된다.

심부체온을 높이는 데 효과적인 방법은 운동이다. 낮에 일하는 직장인들은 대개 아침이나 밤에 운동을 한다. 아침 운동은 낮 시간의 집중력을 높여 일의 효율을 올린다.

그런데 양질의 수면을 위해서는 이른 저녁에 운동하는 게 좋다. 깨어난 후 열한 시간이 지나서 하는 운동은 심부체온이 높아진 상태에서 진행되므로 효과적으로 체온을 높인다. 이 시간대에 체온을 확실히 올려두면 잠들 때 심부체온이 내려가는 정도가 커지고, 잠들기 시작할 때의 체온을 보다 낮추어주어 양질의 수면을 취할 수 있는 것이다. 그래서 같은 이유로 잠들기 전 격렬한 운동은 피해야 한다. 교감신경이 자극을 받고 체온이 올라간 상태라 잠들기 어렵기 때문이다.

수면이 깊어지면 성장호르몬이 많이 분비된다. 성장호르몬은 피부와 머릿결에 윤기를 더해주고 대사량을 높여준다. 이러한 성장호르몬은 잠든 후 세 시간이 지나면 분비된다. 저녁에 적절히 운동한 후 깊은 잠을 자게 되면 미용 효과도 함께 얻을 수 있는 것이다.

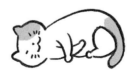

자도 자도 피로가 풀리지 않을 때

수면의 질을
높이는 방법

숙면을 위한 네 가지 요소

잠을 많이 잤는데도 기력이 회복되지 않는다면 수면의 질이 나쁘기 때문이다. 생활 리듬과 수면은 깊이 연관되어 있다. 몸을 충분히 쉬게 해주려면 생활 리듬을 바로잡아 양질의 수면을 취해야 한다. 깊은 잠에 들기 위해서는 다음의 네 가지 사항을 지키자.

• 잠들기 세 시간 전에 식사와 음주를 끝낸다.

- 잠들기 한 시간 전에 목욕을 하거나 안정을 취할 수 있는 음악을 듣는다.
- 잠들기 30분 전에 스마트폰이나 컴퓨터에서 손을 뗀다.
- 잠들기 직전에 스트레칭이나 복식호흡을 한다.

양질의 수면을 취하느냐 취하지 못하느냐는 잠들기 세 시간 전부터 결정된다고 해도 과언이 아니다. 적절한 때에 식사, 목욕, 스트레칭을 함으로써 체온과 교감신경을 조절하는 것이 가장 중요하다.

음식물을 섭취하면 체온이 상승한다. 운동을 하지 않고 밥만 먹었는데 땀이 나는 경험을 해봤을 것이다. 우리의 몸은 체온이 높으면 활동적으로 바뀌고 낮으면 휴식 모드에 들어가도록 되어 있다. 그래서 잠자기 직전에 야식을 먹으면 자야 할 시간인데도 체온이 낮아지지 않아 잠들지 못하거나 잠들었다 해도 숙면을 취하기 어렵다.

직장에서 밤늦게 돌아와 먹자마자 잠자리에 드는 생활을 반복하면 숙면을 취하기 어려울 뿐 아니라 소화기관도 제대로 기능하지 못해 소화불량이나 비만을 초래한다. 귀가가 늦는 사람은 저녁 일곱 시 전후에 직장에서 간단하게 요기를 하고 집에 돌아와서도 가볍게 먹는 방식으로 식사량을 분산시키면 된다.

술을 마시면 잘 잔다는 사람도 있는데, 쉽게 잠들 수는 있어

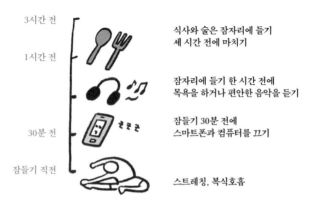

3시간 전	식사와 술은 잠자리에 들기 세 시간 전에 마치기
1시간 전	잠자리에 들기 한 시간 전에 목욕을 하거나 편안한 음악을 듣기
30분 전	잠들기 30분 전에 스마트폰과 컴퓨터를 끄기
잠들기 직전	스트레칭, 복식호흡

도 숙면을 취하지는 못한다. 알코올은 체온을 낮추는 효과가 있어 음주 직후에는 잠들기 쉽다. 그러나 세 시간 정도 흐르면 알코올이 체내에서 알데히드(aldehyde)라는 물질로 바뀌면서 교감신경을 자극해서 체온을 높이고 각성 상태에 들어가게 한다.

술을 마신 직후에는 졸음을 참는 게 더 좋다. 세 시간 정도 지나면 알데히드가 수면에 영향을 미치는 시간대를 넘길 수 있다. 그 시점에 잠자리에 들면 더 깊이 잘 수 있다.

한편 잠자리에 들기 한 시간 전쯤 목욕을 하면 좋지만 너무 뜨거운 물은 피해야 한다. 몸이 지나치게 데워져 교감신경을 자극하므로 오히려 양질의 수면을 방해하기 때문이다. 40도 정도의 따뜻한 물에 10~20분 몸을 담그는 것이 좋다. 뜨거운 탕 속에 몸을 담그고 싶다면, 체온이 낮아질 시간을 확보하기 위해 잠자리에 들기 두 시간 전에는 입욕을 마치도록 하자. 만약 욕조에 들어갈 수 없는 상황이라면 물의 온도를 높여 샤워기로 발목에 물줄기를 쏴주자. 체온을 적절하게 조절해준다.

목욕을 마치면 몸이 휴식 모드에 들어가면서 자연스럽게 TV나 컴퓨터, 핸드폰 등을 찾게 된다. 하지만 잠들기 30분 전에는 반드시 이것들을 멀리하자. 전자기기에서 나오는 블루라이트는 눈에 강한 자극을 줘서 교감신경을 자극하고 잠을 쫓아버린다.

부교감신경을 자극해서 이완 효과를 높이는 데에는 편안한 음악을 듣는 게 효과적이다. 물 흐르는 소리 등 자연의 소리나 클래식 같은 것 중에서 마음에 드는 음악을 찾아보자.

마지막으로 수면 직전에는 스트레칭을 한다. 특히 손목과 발목을 스트레칭하면 혈액 순환이 좋아지고 자율신경을 조절해서 편안한 상태로 잠자리에 들 수 있다. 지나치게 격렬하게 몸을 움직이면 잠이 달아나버리므로 굳은 몸을 풀어주는 정도의 가벼운 스트레칭을 권한다. 호흡을 천천히, 크게 하는 데 집중하자. 매우 피곤할 때에는 억지로 하려고 하지 말고 이부자리에서 간단히 몸을 풀어준 후 졸음에 몸을 맡기자.

체온 변화를 체크하자

잠들기 세 시간 전부터 직전까지 식사, 목욕, 전자기기 사용금지, 스트레칭을 하면 쾌적한 잠을 잘 수 있다. 이 요소들을 의식적으로 지키려고 노력하면 수면 리듬도 상당히 개선되어 낮 시간의 집중력도 향상될 것이다.

수면 리듬이 정착된 후에도 한밤중에 잠이 깨는 경우가 있다. 밤중에 눈이 떠졌다면 다시 몸을 따뜻하게 데우자. 체온이 상승했다가 하강하는 과정에서 졸음이 온다는 메커니즘을 이용해 인위적으로 그 상태를 만들어내면 된다.

가볍게 샤워를 해서 몸 밖 체온을 높이거나 따뜻한 음료를 마시며 몸 안쪽 체온부터 높이자. 일시적으로 체온을 높이면 자연스럽게 체온이 다시 낮아지면서 잠들기 쉬운 상태가 된다. 커피나 녹차 등 카페인이 들어간 음료는 수면에 방해가 될 수 있으니 피하자. 대신 따뜻한 물이나 우유, 레몬차 등을 마시자.

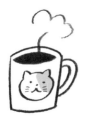

월요일부터 피곤한 이유

주말에 몰아서 자는 게
효과가 있을까?

주말에 몰아 자면 월요일이 괴로워

주말이 되면 부족했던 잠을 몰아서 자고 싶어진다. 토요일과 일요일에 늘어지게 자면서 평일의 피로를 풀고 싶은 욕구가 생기는 것이다.

그러나 이 방법은 도리어 피로를 축적시킨다. 평일에는 바빠서 충분히 자지 못하기 때문에 비교적 여유로운 주말에 장시간 잠을 자두자는 것은 얼핏 보면 수면 시간의 균형을 맞추는 방법 같다. 하지만 총체적인 수면 시간을 많이 확보했다고 해도 잠자는 시간과 일어나는 시간에 변화가 생기면 수면 사이클이 어긋나버린다. 그것만으로도 몸의 밸런스는 무너지게 된다.

늘 아침 여섯 시에 일어나다가 일요일에 열 시까지 잠을 잤다고 가정해보자. 그러면 체내 시계는 네 시간 느려진다. 밤에 잠자는 시간도 평소보다 늦어질 수밖에 없다.

그리고 월요일에 다시 평소대로 여섯 시에 기상하면 몸에서는 전날 열 시까지 잠들어 있던 기억 때문에 기상 시간에 맞추어 필요한 호르몬이나 신경 물질을 분비하기 어렵다. 그로 인해 나른하고 우울한 기분으로 월요일을 보내게 된다. 이것이 흔히 말하는 월요병이다.

한 주의 전반부에는 뒤로 늦추어진 생체 리듬을 되돌리는 데 에너지를 쓰고, 주 후반에 이르러 몸이 겨우 제자리를 찾았다 싶으면 다시 주말에 몰아 자면서 생활 리듬이 다시 늦추어진다. 이 패턴을 매주 반복하니, 매일 피곤할 수밖에 없는 것이다.

어쩔 수 없이 주말에 몰아서 잤다면 평일에 15~30분 정도 일찍 잠자리에 들자. 그 정도만 일찍 자도 몸이 상당히 가벼워지며 축적된 피로를 풀어갈 수 있다. 이런 노력이 쌓이면 주말에 몰아 자는 시간도 서서히 줄일 수 있다. 최종적으로는 주말에도 평일과 같은 시간에 일어날 수 있도록 목표를 설정하자. 그렇게 되면 주중을 상쾌하게 보낼 수 있고 늦잠으로 날려버린 주말도 되찾을 수 있다.

밤샘 후 하루 버티기 요령
잠을 못 잔 날
대처법

어쩌다 제대로 자지 못한 날에는

살다 보면 어쩔 수 없이 늦게 잠드는 날도 있고, 밤샘을 하게 되는 날도 있다. 이런 날에는 그저 빨리 집으로 돌아가 눕고 싶은 마음뿐이겠지만 현실적으로 쉽지 않다. 이런 날은 어떻게 보내야 할까?

잠자리에 늦게 드는 날에는 아침에 제시간에 일어날 수 있을지 불안해져서 휴대폰 알람을 분 단위로 설정하며 무사히 일어날 수 있기를 바란다. 하지만 이 방법은 오히려 역효과를 부른다. 두 번, 세 번 깨어난다고 뇌가 서서히 기상을 준비하는 것도 아니고 그 몇 분 사이에 잠이 달아나지도 않는다. 오히려 일어난 후에 수면감이 남고 뇌는 여전히 잠을 자고 있는 수면 관성 상태에 빠지기 쉽다. 수면 관성은 외부로부터 강한 자극을 받을수록 쉽게 발생하기 때문이다. 알람이 대표적이다. 알람이라는 자극을 여러 번 받음으로써 각성과 수면을 반복하게 되고 수면 관성에 빠지는 것이다. 몸에 심각한 부담을 주는 수면 관성 상태에 빠지지 않기 위해서라도 잠을 못 잔 날일수록 한 번의 알람만 맞추고 그 시간에 일어나도록 노력해야 한다.

아침 식사는 기상 후 한 시간 내에 해야 한다. 일어난 직후에는 잠이 덜 깨어서 식욕이 돋지 않는 사람도 많겠지만 아침 식사 여부는 그날 활동의 성과에 큰 영향을 준다(p.78, 134).

아침에는 전립분을 사용한 식품이나 단백질이 많은 음식, 과일을 중점적으로 섭취한다. 탄수화물이나 당분은 혈당치와 인슐린을 단시간에 높이므로 먹고 난 직후엔 기력을 회복한 듯 느껴지지만 그 후에는 마찬가지로 빠르게 에너지가 방출되어 졸음에 휩쓸린다. 가볍게 식사를 마칠 수 있다는 이유로 아침에 빵을 먹는 사람은 이 부분에 유의하자.

출근하기 전까지 햇빛을 충분히 받으면 좋다. 몸을 각성시키는 데 햇빛은 필수요소이기 때문이다. 맑은 날은 물론 구름이 낀 날의 햇살도 몸을 깨우기에 충분하다. 기상 후 바로 베란다로 나가서 햇빛 쬐기, 출근 준비 전 가볍게 조깅하기, 가장 가까운 역까지 걸어가기 등을 통해 본격적으로 일을 시작하기 전에 몸을 각성시키자.

업무 시간에 쏟아지는 졸음 대처법

자, 이제 본격적으로 일을 시작해보자. 아직 머리가 멍하고 몸도 나른해서 복잡한 일은 나중으로 미루고 간단한 작업부터 하고 싶은가? 하지만 당신의 몸은 그러길 원하지 않는다.

기상 후 뇌는 서서히 각성하는데 눈을 뜬 후 네 시간이 지나면 각성 정도가 정점을 찍는다. 일곱 시에 일어났다면 열한 시를 기준으로 다시 활동이 둔해지기 때문이다. 그러므로 뇌가 가장 활발하게 움직이는 오전 중에 가장 어렵고 귀찮은 일을 끝내야 한다.

각성 정도가 내려갈 때 뇌를 깨우기 위해 카페인을 섭취하면 도움이 된다. 카페인의 영향을 받아 집중력이 향상되고 각성 효과가 나타나려면 섭취 후 30분이 지나야 하니 회의나 미팅 등 뇌가 깨어 있어야 하는 일이 있다면 30분 전에 마셔두자.

오전 시간대를 어떻게든 넘기면 점심시간이다. 점심시간은 대개 기상 후 딱 6~8시간이 지난 시점이라서 잠을 충분히 잤더라도 피로나 수면물질이 쌓여 졸리는 시간대이다. 점심 식사는 아침 식사와 마찬가지로 탄수화물이나 당분을 피해야 한다. 혈당치에 영향을 덜 주는 육류, 생선, 채소, 콩 등이 좋다. 외식을 하는 경우 많은 양이 나왔다고 과식하지 않도록 주의하자.

식후 차 한 잔은 오후의 나른함을 예방한다. 커피든 녹차든 홍차든 상관없다(p.87). 단, 만성적으로 수면 부족에 시달리는 사람이라면 커피 한 잔에 든 카페인만으로는 잠을 몰아내기 어려울 수 있다. 그럴 때에는 낮잠이나 산책이 효과적이다. 단 20분이라도 짧고 굵게 수면을 취하면 그 후 체력을 회복하기 쉽다(p.146). 만약 사무실에서 대놓고 자기 어렵다면 산책을 하면서 햇빛을 쬐어 몸을 깨우는 것도 좋은 방법이다.

오후에는 집중력이 거의 남아 있지 않을 테니 아예 간단한 업무를 처리하는 시간으로 활용하자. 책상 주변 청소나 이메일 정리 등 미루어왔던 잡다한 일들을 처리하고 가능한 한 빨리 귀가하자. 여기에서 소개한 졸음 대처법은 어디까지나 임시방편이다. 수면 부족은 수면으로 회복하는 수밖에 없다. 어떻게든 하루를 버텼다면 오늘밤에는 잠을 푹 자자!

햇빛으로 몸도 마음도 리셋하자

햇빛과 멜라토닌의
놀라운 힘

체내 시계는 햇빛으로만 맞출 수 있다

인간은 지구 자전과 거의 같은 주기의 체내 시계를 갖고 있다. 단 하루의 길이와 정확히 일치하는 것은 아니며 24시간보다 긴 사람도, 짧은 사람도 있다고 한다. 얼마 전까지는 25시간이라는 의견이 많았지만 최근 연구에서 '24시간 +수십 분'이 평균적이라는 결과가 나왔다. 아시아인의 평균 체내 시계는 24시간 10분 주기라는데 어디까지나 개인차가 있음을 기억하기 바란다. 이렇듯 체내 시계가 하루 길이와 거의 같은 주기를 가진다는 게 정설이니, 우리의 생활 리듬을 하루 길이에 맞추는 건 피로를 해소하는 데 매우 중요한 요소임을 알 수 있다.

수면과 각성 리듬을 조정하기 위해서는 멜라토닌이라는 물질이 분비되어야 한다. 멜라토닌이 체내에서 증가하면 졸음이 오고 멜라토닌 분비가 억제되면 졸음이 달아난다. 멜라토닌 자체는 빛의 유무에 따라 분비량이 달라지는데, 햇빛을 쬐면 멜라토닌이 감소하고 어두워지면 멜라토닌이 증가한다. 즉 아침에 일어나서는 햇빛을 쬐고, 자고 싶을 때는 주변을 어둡게 하면 된다.

그러나 실내에 켜둔 전등이나 작은 창을 통해 방안으로 들어오는 햇빛만으로는 부족하다. 전구의 빛은 태양광에 비하면 미약하고 창문이나 커튼을 거쳐 들어오는 햇빛도 멜라토닌 분비를 조절하기에는 부족하기 때문이다. 제일 좋은 방법은 역시 밖으로 나가 햇빛을 받는 것이다. 하루의 리듬을 좌우하는 오전, 기상 후 빠른 시간 안에 태양 빛을 받아 몸의 리듬을 찾도록 하자. 졸음에서 해방되어 하루를 가뿐하게 시작할 수 있을 것이다. 적어도 일어난 후 네 시간 이내, 아침 열 시까지는 빛을 보도록 하자. 태양광을 받는 시간이 늦어지면 체내 시계가 맞춰지는 시간도 자연히 늦춰지므로 졸음이 찾아오는 시간도 늦어진다. 결과적으로 수면 리듬이 어그러지게 되는 것이다.

멜라토닌의 놀라운 힘

수면 부족은 피부도 거칠어지게 만든다. 어제까지 반질반질 아무렇지도 않았던 이마에 떡하니 뾰루지가 자리를 잡으면 그제서야 '아, 요즘 잠을 못 잤더니'하는 생각이 든다. 어떤 메커니즘에 의해 이런 현상이 나타나는 걸까?

졸음을 부르는 물질, 멜라토닌은 사실 다른 중요한 역할도 한다. 바로 노화의 원인이라 불리는 활성산소를 중화하고 체내의 해독작용을 촉진하는 역할이다. 멜라토닌을 제대로 분비하지 못하면 몸이 해독작용을 잘하지 못하고 면역력이 낮아져 온갖 질병에 대한 저항력이 떨어진다는 말이다. 거기에는 피부 신진대사를 활발하게 하는 역할도 포함되어 있다. 이마에 돋아난 뾰루지도 수면 부족으로 해독작용이 제대로 이루어지지 않아서 생기는 것이다.

면역세포 중 하나인 티임파구도 멜라토닌에 의해 강화된다. 몸 안의 면역세포가 몸 밖에서 침투하는 병원균과 싸워주는 덕분에 우리는 날마다 건강하게 지낼 수 있는 것이다. 멜라토닌을 충분히 분비하여 면역기능을 강화하려면 잠자는 동안 빛을 차단해야 한다. 머리맡에 작은 스탠드 조명도 켜지 않고 자는 것이 좋다.

멜라토닌 분비의 '피크타임'은 밤 열 시에서 새벽 두 시 사이이므로 이 시간에 충분히 잠을 자두어야 한다. 하룻밤의 수면 부족도 몸에 큰 영향을 미친다. 낮 동안의 활동으로 쌓인 피로를 해소하고 몸을 건강하게 유지하기 위해 잠은 필수불가결하다. 일찍 일어나는 새가 먹이를 잡는다는 말이 있듯, 일찍 일어나 태양 빛을 충분히 받고 늦지 않게 잠자리에 드는 습관은 건강, 미용, 장수를 잡는 중요한 일과임을 잊지 말자.

잠만 자도 살이 빠진다고?
수면 부족은
비만의 원인

수면 부족을 에너지 부족으로 착각하지 말자

졸릴 때 입에 무작정 무언가 넣고 싶어지지 않는가? 나른한 오후 시간이나 밤샘 작업 도중에 케이크나 초콜릿, 라면 등 고열량 음식이 당기는 건 사실 생리적인 현상이다.

뇌는 졸음에 의해 각성 정도가 낮아지면 실제로는 공복이 아닌데도 불구하고 에너지가 부족하다고 판단한다. 그러면 포만감을 느끼게 하는 렙틴(leptin, 지방세포에서 분비되는 단백질 호르몬 - 옮긴이)이라는 물질의 분비가 감소하고 대신 식욕을 유발하는 그렐린(ghrelin, 위장에서 분비되며 공복 호르몬이라고도 함-옮긴이) 분비가 늘어난다. 식사 후 오후 시간이나 한밤중에 음식이 당기는 건 이런 이유에서다. 뇌가 이 두 물질 때문에 공복이라고 착각하게 되어 에너지를 더 섭취하려 하는 것이다.

에너지를 이미 충분히 섭취했는데도 추가로 음식을 먹게 되므로 이런 현상이 반복되면 먹은 음식이 몸 안에 계속 축적되어 결국 체중이 늘게 된다. 졸음은 곧 피로를 의미하므로 '무언가 먹으면 힘이 나서 졸음도 물리칠 수 있을 거야'라고 생각할 수도 있지만 그것은 뇌가 일으킨 착각에 불과하다. 잠이 부족해 생긴 피로는 잠으로만 회복할 수 있다.

새벽 두 시에서 네 시 사이는 대사가 가장 활발하게 이루어지는 시간이다. 잠자리에 들고서 세 시간 후 깊은 잠(논렘수면)에 빠져든 사이 성장호르몬이 나오고, 그 이후에는 얕은 잠(렘수면)으로 돌아오면서 코르티솔(부신피질에서 생성되는 스테로이드 호르몬의 일종-옮긴이)이 많이 분비된다고 알려져 있다. 코르티솔은 잠자는 동안 체내에 축적되어 있는 지방이나 포도당을 에너지로 바꾸어준다. 그런데 새벽 두 시에서 네 시 사이에 깨어 있으면 코르티솔이 적절하게 분비되지 못한다. 몸속 지방이 에너지로 바뀌지 못하고 그대로 체내에 축적된다. 똑같이 먹고 움직여도 잠을 제대로 자지 못하면 훨씬 더 쉽게 살이 찌는 것이다.

한여름, 한겨울 피로 해소법

날씨에 따라 널뛰는 컨디션 관리법

한여름에 무너지기 쉬운 자율신경 밸런스

여름이 되면 찾아오는 무기력, 피로, 수면 부족, 식욕 부진, 지구력과 집중력 저하 등은 자율신경과 밀접한 관련이 있다. 소위 더위를 먹는 것도 마찬가지다.

전철 안이나 회사에서는 에어컨을 강하게 틀어놓는 경우가 많고, 실내 기온과 바깥 기온의 차이가 클수록 체온 조절을 위해 기능하는 자율신경이 균형을 잃는다. 그러면 혈행이 원활하지 못하게 되고 수면의 질이 나빠지는 등 몸에도 이상 징후가 나타나며 결과적으로 무기력이나 피로 등으로 이어진다.

기본적으로 실내외 기온차가 5도 이상이면 몸에서 차이를 맞추기 어려워진다. 급격한 온도 변화를 막으려면 밖에 있다가 서늘한 곳으로 이동했을 때 바로 웃옷을 걸쳐 체온을 보호해야 한다. 또 여름에는 입맛이 없다며 면으로 끼니를 때우는 경우가 잦다. 그러나 땀이나 소변을 통해 미네랄이 대량으로 배출되는 시기이므로 채소나 과일, 육류, 생선을 챙겨 먹어서 미네랄을 충분히 보충하고 자율신경의 흐름도 개선해주어야 한다.

한겨울에도 자율신경 관리는 필수

겨울에도 마찬가지다. 겨울에는 기온이 체온보다 훨씬 떨어지므로 체온을 일정 온도로 유지하기 위해 교감신경이 활발하게 움직인다. 그러면 잠을 설치거나 충분히 잠을 잤다고 생각해도 교감신경이 작용하는 상태였기에 편하게 휴식을 취하기 어려워 피로가 풀리지 않고 몸이 굳기 쉽다.

이를 방지하기 위해 겨울에는 더욱 자주 목욕을 하는 게 좋다. 40도 이하의 따뜻한 물에 10~20분 몸을 담가 부교감신경을 활성화시키면 면역력이 높아져 겨울철 질환을 예방할 수 있다.

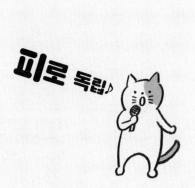

chapter 3
피로와 비만을 날려주는 식습관

"요즘은 다이어트를 해도 살이 쉽게 빠지지 않아. 금방 피곤해지고, 이거 나이 때문인가?" 나이 탓을 하기엔 아직 젊다. 몸이 달라진 건 바쁜 일상으로 망가진 식습관 때문일지도 모른다. 하루 세 끼 식사를 점검하여 건강한 몸을 되찾고 피로와 비만을 동시에 날려버리자.

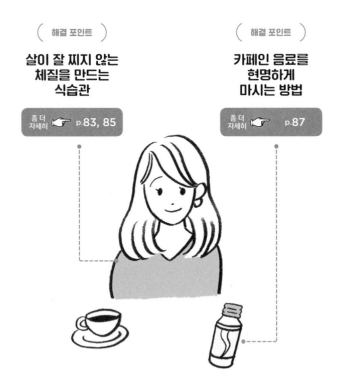

(해결 포인트)

살이 잘 찌지 않는 체질을 만드는 식습관

좀 더 자세히 ☞ p.83, 85

(해결 포인트)

카페인 음료를 현명하게 마시는 방법

좀 더 자세히 ☞ p.87

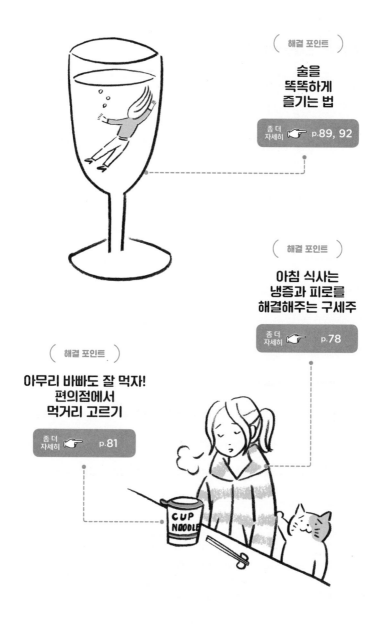

(해결 포인트)

**술을
똑똑하게
즐기는 법**

좀 더
자세히 ☞ p.89, 92

(해결 포인트)

**아침 식사는
냉증과 피로를
해결해주는 구세주**

좀 더
자세히 ☞ p.78

(해결 포인트)

**아무리 바빠도 잘 먹자!
편의점에서
먹거리 고르기**

좀 더
자세히 ☞ p.81

CUP
NOODLE

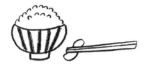

피로, 냉증과 싸우기

여자의 적,
냉증을 없애주는 아침 식단

냉증은 질병의 시작

현대 성인 여성 두 명 중 한 명 이상이 시달린다는 냉증. 과도한 냉난방, 꽉 끼는 옷, 스트레스, 생활 습관의 불균형으로 무너진 자율신경 밸런스(p.46) 등 냉증의 원인에는 여러 가지가 있다. 하시만 기본적으로 냉증은 신체 구조의 차이에서 비롯되는 경우가 많다. 여성은 근육이 적기 때문에 기초대사로 생산해내는 열에너지가 남성에 비해 적고 월경으로 인해 주기적으로 혈액과 열을 한꺼번에 빼앗기기 때문에 더 쉽게 냉증에 걸리기는 것이다.

아침 식사는 중요한 에너지 공급원

추운 계절도 아닌데 몸이 차가워지는 원인 중 하나는 몸에 에너지가 부족해서다.

식사를 하면 소화를 위해 내장이 활발하게 움직이고 체내에 흡수된 영양소가 분해되어 그 일부가 체열을 만드는 데 쓰인다. 그래서 식사를 한 뒤에는 안정을 취해도 대사량이 늘어난다. 이러한 대사 증가 현상을 '식사유도성 열생산(diet-induced thermogensis)'이라 하는데, 하루 에너지 소비량에서 거의 10퍼센트를 차지한다. 아침 식사를 거르거나 다이어트 등으로 식사량을 줄이면 체열 생산량도 자연히 줄어든다. 그러면 몸에서는 에너지 소비를 절약하기 위해 심장 박동을 늦추고 자연히 뇌의 활동도 저하되므로 피곤해지고 졸음이 몰려온다.

아침 식사는 위나 장 등 내장을 움직여 체내 시계를 각성시키고 체온을 높이며 소화 및 대사를 효과적으로 조절한다. 그럼 어떤 음식을 먹으면 좋을까. 이상적인 아침 식사는 밥과 국, 생선이나 달걀 등 단백질 반찬으로 구성된 식단이다. 하지만 습관적으로 식사를 거르는 사람은 아침의 위장 활동이 약해졌을 가능성이 있다. 그런 사람들은 위장의 부담을 줄이기 위해 따뜻한 수프로 아침을 시작하면 좋다. 수프로 수분을 보급하면 내장 온도가 높아지고 대사량도 함께 올라간다. 수프에 채소나 해조류를 건더기로 넣어주면 장 운동에도 도움을 준다. 단백질은 열 생산을 높이므로 간편하게 조리할 수 있는 달걀이나 통조림 생선도 좋다.

최대한 건강하게 먹자

편의점에서
음식 고르는 법

조금이라도 몸에 좋은 것을 고르고 싶다!

과거에는 편의점이나 마트 등에서 파는 도시락과 반찬류가 대부분 양념이 강하고 채소가 적게 들어 있었다. 그러나 최근에는 영양 균형을 고려한 메뉴도 많이 나왔고 거의 모든 제품에 영양성분이 표기되어 있다. 덕분에 바쁘게 일하다가 편의점에서 끼니를 해결하더라도 영양소를 골고루 섭취하기 쉬워졌다.

무엇을 고르고 어떻게 조합하느냐에 따라 편의점에서도 잘 챙겨 먹을 수 있다. 기본적으로는 탄수화물에 편중되지 않고 채소나 버섯, 해조류와 단백질(고기, 생선, 달걀, 치즈 등)이 포함되었는지 확인하면서 메뉴를 고르면 좋다.

편의점 메뉴 선택법

일본에서는 편의점에서 파는 샐러드를 비롯해 도시락이나 덮밥류, 면류 등에도 채소 분량 표기를 늘리고 있다. 일본 후생노동성이 추진한 '건강 일본 21 운동'에서는 하루에 채소 350g 이상 먹기를 목표로 설정했다. 그중 120g은 녹황색 채소로 섭취하기를 권장한다. 녹황색 채소에는 토마토나 당근, 호박, 짙은 녹색 채소(시금치, 소송채 등)가 포함되지만, 양배추나 양상추, 오이 등 담색 채소가 대부분인 상품도 상관없다.

우리가 주로 먹는 주먹밥이나 삼각김밥은 안에 들어가는 재료에 따라 칼로리나 영양소가 다르다. 참치나 소고기 등 단백질을 섭취할 수 있는 재료가 들어간 것을 추천한다. 단품으로 삶은 달걀이나 구운 달걀을 추가해도 좋다. 채소가 들어간 된장국이나 샐러드, 채소무침, 우엉 등을 곁들이면 영양이 조금 더 조화를 이룬다. 주먹밥이나 삼각김밥은 지질량이 적으므로 유분이 함유된 드레싱을 샐러드에 뿌려 함께 먹으면 만족감을 높일 수 있다. 디저트나 간식으로는 요구르트가 좋다. 쌀밥 위주의 식문화에서는 날달걀이나 치즈 등 유제품에 함유된 칼슘, 마그네슘, 단백질 등을 섭취하기 어렵기 때문이다.

다이어트를 해도 살이 빠지지 않는다고?

빨리 먹으면
정말 살이 찐다

먹을 때는 천천히, 음미하며

한 끼 식사에 시간을 어느 정도 들이는가? 일하느라 컴퓨터 모니터와 눈싸움을 하면서 급하게 식사를 하는 사람도 적지 않은 듯하다. 이렇게 밥을 빨리 먹는 사람은 살찌기 쉽다.

우리의 몸은 씹는 행위를 통해 만족감을 얻고, 식사 후 혈당치와 체온이 상승하면 만복중추(satiety center, 식욕 및 갈증이 충족되면 음식물에 대한 욕구를 억제하는 중추 – 옮긴이)가 자극을 받아 뇌에서 식사 종료 명령을 내린다. 그런데 너무 빨리 먹으면 뇌에서 명령을 내리기 전에 많은 음식을 위 속으로 집어넣게 된다. 밥을 빨리 먹는 사람의 경우 혈당치가 높아지기 전에 많은 양을 먹어버리므로 시간이 지난 후 굉장한 포만감을 느끼며 그제야 과식했다는 것을 깨닫는다. 또 잘 씹지도 않고 삼켜버리기 때문에 위장에 부담을 주고 영양소 흡수율도 적어진다. 시간을 들여 천천히 씹어 먹으면 만족감이 생기고 위장에 부담도 덜하기 때문에 다이어트 효과와 함께 위장 건강도 챙길 수 있다.

천천히 먹기 외에 또 한 가지 중요한 식습관은 여유를 갖고 먹는 것이다. 이는 영양소 흡수에 매우 중요하다. 인간의 몸은 일할 때와 집중할 때, 긴장할 때에는 교감신경이 활동하고, 잠잘 때나 편히 쉴 때는 부교감신경이 활발하게 움직인다. 부교감신경이 우위에 설 때는 긴장감이 없을 때로, 소화·흡수·배설 등이 이루어진다. 식사 중에는 이 부교감신경이 작용해야 하는데, 일에 쫓겨 컴퓨터 화면만 응시한 채 점심을 먹는다면 교감신경이 작동하고 만다. 이러면 식사를 해도 소화가 부드럽게 진행되지 못한다. 먹은 음식이 잘 소화되지 못한다는 말은 영양소가 몸에 흡수되지 못한다는 뜻이다.

음식의 질은 물론, 여유로운 기분으로 즐겁게 식사하는 것도 건강한 몸을 만드는 데 중요한 역할을 한다. 식사는 살아가는 데 빼놓을 수 없는, 충분히 즐겨야 하는 시간이다. 식사 시간을 충실히 보내는 일부터 시작하자.

야식은 금물!
피로와 지방을
남기지 않는 식사

야식은 모두 지방이 된다

날마다 정해진 시간에 식사를 하면 좋겠지만, 마음먹은 시간에 일이 끝나지 않는 경우도 많다. 때로는 밤 늦게까지 일하고 날을 새면서 마감을 맞추어야 하는 날도 있다.

그럴 때 기분 전환이나 에너지 충전을 핑계로 야식을 먹게 된다. 하지만 밤늦게 먹으면 몸에 부담을 주고 심지어 살찌기 쉬운 몸을 만든다.

일단 밤에 먹으면 이후 활동할 시간 없이 바로 자게 되므로 남은 에너지가 체지방으로 축적되기 쉽다. 두 번째로 밤에는 식사유도성 열생산이 적다. 식사를 하면 위나 장에서 음식물을 소화·흡수하기 위해 에너지를 사용해야 하므로 식후에는 체온이 올라간다. 이 열생산량은 아침에 제일 높고 저녁부터 감소하기 시작해 밤에 가장 낮아진다. 즉 먹는 양이 같아도 밤에는 에너지가 소비되지 않고 몸에 축적되어 비만형 몸이 될 가능성이 높아지는 것이다.

다음 날 피로로 이어지는 야식

그 외에도 밤늦게 혹은 잠들기 직전에 식사를 하면 자고 있는 동안에도 소화기관을 움직여야 하므로 몸이 쉬지 못해 피로가 풀리지 않는다. 게다가 아침에 공복을 느끼지 않으므로 아침 식사를 거르게 되어 생활 리듬이 무너지는 악순환을 일으킨다.

어쩔 수 없이 야식을 먹을 때에는 메뉴를 신중하게 골라야 한다. 기름진 음식은 소화하는 데 시간이 걸리기 때문에 피하자. 저열량·저지방 재료, 이를테면 흰살 생선이나 두부, 익힌 채소, 우동, 채소 수프, 우유, 코코아 등이 적당하다. 직접 조리하는 경우에는 가능한 기름을 사용하지 말고 데치거나 쪄서 열량을 낮추는 데 신경 써야 한다.

졸음을 물리치는 한 잔의 특효약

카페인
똑똑하게 마시기

카페인, 효과적으로 섭취하면 든든한 지원군

한순간에 졸음을 물리치고 기운을 얻고 싶을 때 친숙한 지원군이 바로 카페인이다. 피곤할 때마다 드링크제나 커피 등으로 카페인을 섭취하는 사람이 많다. 카페인에는 졸음을 예방해 지적 작업 능력이나 운동 능력을 향상시키는 효과가 있기 때문이다.

카페인의 가장 큰 특징은 뇌에 작용한다는 점이다. 대부분의 화학물질은 혈액뇌관문(blood brain barrier)이라는 장벽 때문에 뇌 안쪽으로 들어갈 수 없지만, 카페인은 이 관문을 통과해 뇌에 도달한다. 뇌에는 도파민(dopamine), 노르아드레날린(noradrenalin) 같은 흥분성 신경전달물질의 분비를 억제하는 아데노신이 있는데, 카페인은 아데노신과 비슷한 형태를 띠기 때문에 아데노신의 작용, 즉 흥분 억제작용을 차단하여 뇌를 흥분·각성시키는 것이다.

개인차가 있으나 카페인의 혈중농도가 절반으로 낮아지는 네 시간 정도 걸리므로 카페인의 효과를 지속시키려면 서너 시간마다 마시는 것이 좋다. 단 잠들기 몇 시간 전부터는 카페인 섭취에 주의해야 한다. 한편 카페인이 뇌에 도달하기까지 30분 정도 걸리기 때문에 잠깐 눈을 붙이고 싶을 때에는 잠들기 전에 카페인을 마셔두면 일어날 때 개운하다.

카페인은 커피나 드링크제 외에 홍차, 녹차 등에도 포함되어 있으며 콜라 등 탄산음료에도 들어 있다. 커피를 잘 마시지 않지만 카페인은 섭취하고 싶다면 탄산음료나 홍차, 녹차를 마시면 된다. 이러한 음료 역시 잠자리에 들기 전에 마시는 건 주의해야 한다.

물과 비타민을 같이 마시자!

숙취 걱정, 살찔 걱정 없는 음주 비결

알코올 분해에는 물과 비타민B1이 필수

체내에서 알코올을 분해하는 데에는 대량의 수분이 필요하다. 그래서 수분을 섭취하지 않고 도수가 높은 술만 벌컥벌컥 마시면 대사하는 데 시간이 걸려 알코올이 다음 날까지 체내에 남아 있게 된다. 술 한 잔과 물 한 잔을 교대로 마시면서 혈중 알코올 농도를 낮추는 것이 덜 취하기 위한 단순하지만 가장 효과적인 방법이다.

알코올을 분해하기 위해서는 비타민B1도 필요하다. 과음하면 비타민B1이 급격히 부족해지고, 분해 작업이 미처 끝나기 전에 취기가 크게 오른다. 숙취로 고생하고 싶지 않다면 술안주로 비타민B1이 풍부한 돼지고기나 간, 견과류를 선택하면 좋다.

알코올은 원래 칼로리가 높아 비만의 원인이 되기도 한다. 하이볼(위스키에 탄산수나 다른 음료를 섞어 마시는 칵테일의 일종 – 옮긴이)이 맥주에 비해 건강하다고 생각하기 쉽지만, 술의 종류에 관계없이 알코올 1g의 칼로리는 7kcal에 달한다. 500ml짜리 생맥주 한 잔은 200kcal 정도이다. 작은 주먹밥 한 개(약 160kcal)의 칼로리를 가볍게 넘긴다. 매실주 등 달짝지근한 술이나 칵테일은 설탕이 들어가는 만큼 칼로리가 더욱 높다.

안주는 칼로리가 낮고 간이 심심한 메뉴를 선택해야 한다. 맵고 짠 음식은 자꾸 술을 마시게 하므로 적당히 분위기만 내려고 했더라도 과음을 하게 만든다. 또한 염분을 많이 섭취하게 되어 몸에 있는 수분을 밖으로 배출하기가 어려워지므로 부종이 생길 수 있다.

월경 중에는 숙취를 조심하자

월경 중에는 프로스타글란딘이라는 생리활성물질이 작용해 알코올을 마시지 않아도 메스꺼움이나 두통이 생기기 쉬운 상태가 된다. 거기에 알코올이 들어가면 증상이 더 악화될 수 있다. 따라서 월경 중에는 술을 마시지 않는 게 좋다. 혹시 마시더라도 평소보다 적게 마시도록 하자.

너무 많이 마신 다음 날을 위해

신나게 마신 다음 날을
맞이하는 방법

물이 최고의 보약

숙취는 간에서 분해하지 못한 아세트알데히드가 혈액으로 흘러들어가 발생한다. 알코올은 이뇨작용을 하기 때문에 술을 마시기만 해도 몸 안의 수분을 배출해서 혈중 수분량이 줄고 취기가 오래 남는다.

또 알코올은 이뇨작용 외에도 체내 수분을 줄어들게 한다. 술을 과하게 마신 다음 날 아침에 목이 말라 거칠거칠한 것도 알코올을 분해할 때 몸에서 다량의 수분을 사용하는 바람에 탈

수 증세가 일어났기 때문이다.

아무리 숙취 해소에 좋은 음식을 섭취해도 수분이 부족하면 아세트알데히드의 농도를 묽게 만들지 못하므로 효과가 없다. 목이 마를 때는 이미 늦은 감이 있지만, 증상 완화를 위해서 무엇보다 물을 마시도록 하자. 특히 밤에 잠들기 전에 충분히 물을 마셔두어야 한다.

과음한 다음 날에는 혈액 내 알코올을 배출해야 하므로 수분을 잡아두는 음식을 피하고 대신 수분을 배출할 수 있는 음식을 먹어야 한다. 수분을 잡아두는 성질을 가진 물질은 나트륨이다. 염분을 섭취하면 몸에서 수분이 배출되기 어려울 뿐 아니라 변을 볼 때 수분이 더 필요해지므로 맵고 짠 음식은 피해야 한다.

칼륨은 체내 수분을 배출하는 역할을 하므로 칼륨이 풍부하게 포함된 과일이나 생채소를 먹도록 하자. 차나 커피도 이뇨 작용을 하므로 적당히 마시면 숙취 해소에 도움이 된다. 수분을 많이 섭취해 알코올을 분해하고 동시에 몸 밖으로 내보내기, 이것이 다음 날 숙취를 말끔히 해소하는 방법의 핵심이다.

chapter 4
여자 몸을 살리는 영양소

냉증, 피로, 무기력증…. 병이라고 하기도 어렵고 치료할 방법도 없어 많은 여성들이 그저 견디고 있지만 그렇다고 그냥 내버려둘 수는 없다. 여성의 몸 구조를 좀 더 세밀하게 파악하고 알맞은 영양을 섭취하여 속부터 건강하고 피로를 모르는 몸으로 바꾸어나가자.

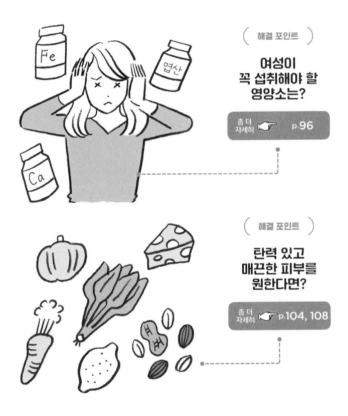

(해결 포인트)

여성이 꼭 섭취해야 할 영양소는?

좀 더
자세히 👉 p.96

(해결 포인트)

탄력 있고 매끈한 피부를 원한다면?

좀 더
자세히 👉 p.104, 108

(해결 포인트)

**스트레스·무기력은
비타민과 철분으로
퇴치하자**

좀 더
자세히 ☞ p.99, 101

(해결 포인트)

**생리통·두통도
식생활로
잡는다**

좀 더
자세히 ☞ p.119, 121

(해결 포인트)

**변비,
호르몬 불균형의
메커니즘을 이해하자**

좀 더
자세히 ☞ p.111, 116

이것만은 챙기자!
여성이 꼭 섭취해야 할 영양소

수많은 영양소 중에서 특히 중요한 것

매끼 균형 잡힌 식사를 할 수 있다면 가장 좋겠지만 바쁜 일상 속에서 식사를 매번 신경 써서 준비하기는 어렵다. 또 인터넷에서 쏟아내는 여러 정보 중 무엇을 우선시해야 하는지도 알기 어렵다.

여러 정보들 가운데 현대 여성, 특히 바쁘게 일하는 여성에게는 칼슘, 엽산, 철분, 비타민C가 필수적이라는 것은 정설이다.

여성은 나이가 들수록 여성호르몬이 감소해 뼈가 가늘어지기 쉽고 체내에서 비타민D 생성도 줄어든다. 그래서 뼈의 주성분이 되는 칼슘을 적극적으로 섭취해야 한다. 칼슘은 우유나 치즈, 요구르트 등 유제품에 풍부하게 함유되어 있다. 그 외에도 뼈째 먹는 작은 생선이나 파슬리, 소송채에도 많다.

이러한 음식을 먹을 때는 칼슘 흡수를 촉진하는 비타민D를 함께 섭취하자. 비타민D는 꽁치나 고등어 같은 생선과 버섯류에 풍부하게 함유되어 있다. 비타민D는 음식물을 통해 섭취할 수도 있지만 몸 안에서도 생성된다. 햇빛을 적당량 쬐어 자외선을 피부로 흡수하면 체내에서 비타민D가 생성된다.

엽산은 비타민B군의 일종으로 녹황색 채소나 과일에 많이 들어 있다. 임신을 계획 중인 여성이나 임신 초기 임산부는 하루에 엽산을 0.48mg 이상 섭취해야 한다. 엽산이 부족하면 아기가 신경관폐쇄장애를 갖고 태어날 위험이 있기 때문이다. 엽산이 필요한 시기는 임신 초기이다. 초기에는 산모의 영양 상태가 태아에게 절대적인 영향을 미치므로 당장 임신을 계획하지 않고 있어도 평소에 결핍되지 않을 정도로 엽산을 섭취해두자.

엽산에는 식품으로 섭취할 수 있는 천연엽산과 약물로 섭취할 수 있는 합성엽산이 있다. 천연엽산이 몸에 더 좋을 거라고 예상되긴 하지만, 천연엽산이 얼마나 몸에 흡수되는지는 정확히 밝혀지지 않은 상태다. 따라서 약물이나 영양 보조식품을 통해 합성엽산을 함께 섭취할 필요가 있다.

체중을 줄이기 위해서라도 식사는 꼬박꼬박

그다지 많이 먹지 않는데 왜 살이 빠지지 않을까 고민하고 있지는 않은가? 여성은 근육량이 남성보다 적어 원래 대사량이 낮은데, 나이를 먹을수록 대사량은 더욱 낮아진다. 게다가 몸에 영양이 부족한 상태에서는 대사량이 더 떨어진다. 에너지를 만들어내기 위해 필요한 철분이나 비타민B군이 부족하면 대사량이 적어지기 때문이다.

체중 감량을 목적으로 다이어트를 할 때에는 탄수화물이나 지방 섭취를 제한하는 동시에 비타민B나 비타민C 등 대사에 필요한 비타민이나 철분·칼슘 등 미네랄을 충분히 섭취해야 한다. 그래야 전체적으로 줄어든 식사량 탓에 대사량이 낮아지는 현상을 막을 수 있다.

기운이 없고 자꾸 약해지는 이유

쉽게 지치는 진짜 원인,
철분 부족

나이 탓으로 돌리기 쉽지만

이유 없이 처진다거나 쉽게 피곤해지기 시작하면 으레 나이 탓이라고 생각하게 된다. 하지만 실제로는 빈혈 때문에 나타나는 증상일지도 모른다. 특히 여성에게 빈혈이 많이 나타난다. 대부분은 혈액 중의 철분이 부족해서 발생하는 철결핍빈혈이다. 적혈구 안에는 산소를 온몸으로 운반하는 헤모글로빈이라는 색소단백질이 함유되어 있다. 체내 철분이 부족하면 헤모글로빈 수가 줄어들고 뇌를 포함하여 몸 구석구석에 공급되는 산소량이 줄어든다. 그 결과 심장이 두근거리고 숨이 차며 나른한 증상이 나타나고 집중력, 작업 능률이 떨어진다.

빈혈까지는 아니더라도 체내 철분량이 적으면 기억력이나 학습 능력이 떨어진다고도 한다. 유난히 아침에 일어나기 힘들거나 식욕이 없고 머리가 무거우며 집중력이 오래가지 못하고 만성적으로 어깨가 결리는 등의 증상이 계속된다면 철분 부족일 가능성이 있다.

효과적인 철분 섭취 방법

철분에는 헴철(heme iron)과 비헴철(non-heme iron)이 있다. 헴철은 동물성으로 돼지 간, 닭 간, 소의 허벅지살, 모시조개, 가다랑어, 참치 등에 풍부하게 함유되어 있다. 간단히 말하면 동물의 붉은색 고기에 많이 포함되어 있다는 얘기다. 흰 살 생선보다는 붉은 살 생선, 닭고기보다는 소고기에 많다고 보면 된다. 한편 비헴철은 식물성으로, 시금치나 파슬리, 톳, 김 등 해조류에 많다.

몸에 흡수가 잘 되는 쪽은 단연 헴철이며 흡수율은 헴철이 10~20퍼센트, 비헴철이 1~6퍼센트이다. 철분을 섭취하면 체내에서 비타민C의 힘을 빌려 흡수 과정이 진행되므로 비타민C와 함께 섭취하면 흡수율이 높아진다. 철분은 생채소나 과일과 함께 효과적으로 섭취하자.

일하는 여성을 위한 부적, 비타민

스트레스와 피로 회복에는 비타민B · C

당질을 에너지로 바꾸는 비타민B

비타민B1(티아민)은 당질을 에너지로 바꾸는 데 사용되는 영양소로, 피로 회복에 효과가 있다. 당질을 섭취하는 만큼 비타민B1도 함께 충분히 섭취하지 않으면 당질이 에너지로 전환하기 어렵고 쉽게 피로를 느낀다. 즉 에너지원이 되는 영양소를 섭취해도 비타민B1이 모자란 상태라면 몸 안쪽 세포에 에너지를 보낼 수 없다는 말이다. 격한 운동을 할수록 당질이 많이 소비되므로 비타민B1이 쉽게 부족해지고 필요량이 증가한다.

비타민B1은 돼지고기, 현미, 소바, 낫토, 명란젓, 마른 김 등에 풍부하게 함유되어 있다. 한식을 주로 먹는 사람이라면 백미를 현미로 대체하기만 해도 비타민B를 더 많이 섭취할 수 있다.

한편 비타민B1은 수용성이라 체내에 축적되지 않으므로 매일 섭취해야 한다. 드링크제를 마시면 소변 색이 노랗게 변하는 것도 사용하고 남은 비타민B1이 몸 밖으로 배출되기 때문이다. 드링크제에는 당분이 많이 함유되어 있어 이를 에너지로 바꾸기 위해 비타민B1을 배합하는 경우가 많다.

다른 비타민B군도 당질, 지방질, 단백질을 정상적으로 대사하도록 도와준다. 식생활이 불규칙하다면 보조제를 통해서라도 비타민B군을 반드시 챙겨 먹도록 하자.

스트레스와 싸우는 비타민C

스트레스가 많은 사람일수록 비타민C를 충분히 섭취해야 한다. 스트레스를 받으면 부신피질호르몬이 분비되는데 이 호르몬은 혈당치를 상승시켜 사용할 수 있는 에너지량을 늘림으로써 스트레스에 대한 저항력을 높인다. 이 부신피질호르몬의 합성을 촉진하는 것이 비타민C이다. 그러므로 비타민C가 부족하면 스트레스 대응력이 떨어져서 피로가 쌓인다.

또 비타민C는 체내에서 활성산소를 제거해 항산화작용을 하고 나쁜 콜레스테롤의 증가를 억제하며 백혈구의 기능을 강

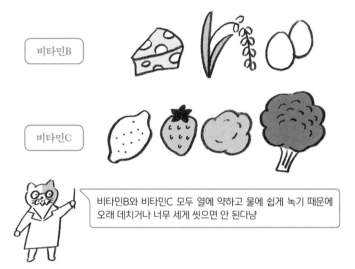

비타민B

비타민C

비타민B와 비타민 C 모두 열에 약하고 물에 쉽게 녹기 때문에
오래 데치거나 너무 세게 씻으면 안 된다냥

화하여 면역력을 높여준다. 콜라겐 생성도 도와주므로 미용에
도 효과적(p.105)이다. 비타민B와 마찬가지로 사용하고 남으면
바로 배출되므로 보조제로 먹는 경우에는 두세 시간 간격을 두
고 꾸준히 섭취하자.

비타민C를 많이 함유한 식품은 감자, 고구마, 토란 등 땅속
식물과 채소, 과일(감귤류, 딸기 등)이다.

단백질과 비타민을 적극적으로 활용하자

탄력 있는 피부에는 단백질

칙칙한 피부는 혈류 문제 때문

피부에 붉은 기운이 조금만 돌아도 발랄하고 건강해 보인다. 그런데 종일 사무실에만 있으면 저녁에는 안색이 어두워진다. 수족냉증이나 운동 부족, 흡연 등으로 인해 혈액순환이 제대로 이루어지지 않으면 얼굴의 모세혈관도 혈행 부족에 시달린다. 그러면 피부에서 혈색이 줄어들고 밝은 기운이 사라진다.

피부를 생기 있게 가꾸기 위해 스트레칭, 얼굴 마사지를 하는 것도 중요하지만, 영양을 충분히 섭취해 혈류를 원활하게 하

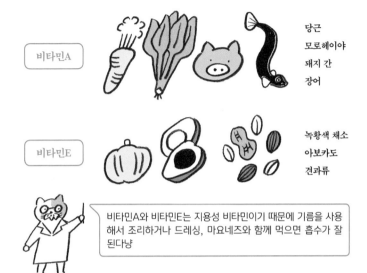

비타민A
당근
모로헤이야
돼지 간
장어

비타민E
녹황색 채소
아보카도
견과류

비타민A와 비타민E는 지용성 비타민이기 때문에 기름을 사용해서 조리하거나 드레싱, 마요네즈와 함께 먹으면 흡수가 잘 된다냥

고 피부 신진대사를 돕는 것이 기본이다. 균형 잡힌 식사에 신경을 쓰되 그중에서도 혈액의 흐름을 좋게 하는 비타민E(아몬드 등의 견과류, 아보카도, 녹황색 채소 등)나 피부 대사를 촉진하는 비타민A(당근, 모로헤이야 등 녹황색 채소, 간) 등의 비타민류를 잘 챙겨 먹도록 하자.

탄력 있는 피부를 위해 놓칠 수 없는 콜라겐

언젠가부터 얼굴에 남은 베개 자국이 오전 내내 사라지지 않는가? 젊은 시절에 비해 피부 탄력이 떨어져 생기는 이런 고민은 여성호르몬과 관련이 있다.

피부에 탄력을 주는 부분은 진피이다. 여기에는 콜라겐 등 섬유가 겹쳐 있어 탄성이 있고 피부 표면을 스프링처럼 지탱해 준다. 여성호르몬인 에스트로겐에는 콜라겐 생성 세포를 활성화하는 기능이 있다. 따라서 에스트로겐 분비가 적어지면 콜라겐도 감소한다.

나이를 먹을수록 피부가 처지는 것도 콜라겐 때문이다. 젊다 해도 스트레스 때문에 난소 활동이 약해지면 나이에 상관없이 에스트로겐 수치가 떨어지므로 체내에서 에스트로겐과 같은 작용을 하는 대두 제품(p.120)을 먹도록 하자.

진피층을 구성하는 콜라겐 자체를 충분히 만들어내는 것도 피부 미용을 위해 꼭 필요하다. 콜라겐이 많은 식품을 먹는다고 그 콜라겐이 그대로 피부 조직에 흡수되는 것은 아니지만, 체내에서 분해되어 콜라겐을 만드는 원료가 되므로 자주 섭취하는 게 좋다. 콜라겐을 다량 포함한 식재료는 닭 날개, 닭 껍질, 생선 껍질 등이다.

이러한 식품을 섭취했다고 하더라도 체내에서 콜라겐을 만들어내기 위해서는 비타민C가 필요하다. 콜라겐과 함께 녹황색 채소나 과일 등 비타민C를 많이 함유한 식품도 지속적으로 섭취하자.

운동하지 않는 사람이
단백질보충제를 마셔도 될까?

단백질 부족은 피부를 건조하게 만들기 때문에 극단적인 식사 제한은 피부 미용의 천적이다. 여성들은 반복적으로 다이어트를 하는 경우가 많아 단백질이 부족하기 쉬운데 편의점 등에서 간단히 식사를 때우곤 하는 현대인의 생활 방식으로는 충분한 단백질 섭취가 어렵다. 그럴 때에는 단백질보충제를 마시는 것도 좋다. 프로틴 파우더로 구성된 단백질보충제는 운동을 하는 사람에게 필요한 음료로 인식되고 있지만, 다이어트 중이라면 단백질 보충 식품으로 마셔도 괜찮다.

특히 피부 재생이 활발하게 이루어지는 밤 열 시에서 새벽 두 시 사이에 몸에서 단백질을 사용할 수 있도록 저녁 식사 때나 잠들기 30분 전에 섭취하면 좋다. 운동을 하고 있는 사람이라면 운동 후 30분 이내에 마시면 더욱 효과가 있다.

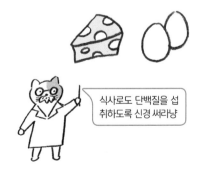

식사로도 단백질을 섭취하도록 신경 써라냥

예뻐지는 데에는 지방도 필요해!

여드름 잡는
불포화지방산

지방에도 종류가 있다

과연 지방은 체중 증가의 범인일 뿐일까? 지방은 다이어트와 건강의 적인 양 취급되지만, 사실 지방은 탄수화물, 단백질과 함께 3대 영양소 중 하나이다. 활동을 위한 에너지원이며 몸을 구성하는 세포막이나 혈액의 중요한 성분이고, 특히 콜레스테롤은 여성호르몬의 주재료이다.

지방은 유지류의 일종인 지방산 종류에 따라 다양한 종류로 나뉜다. 크게 상온에서 고체인 포화지방산과 상온에서 액체 상태인 불포화지방산으로 나눌 수 있다. 포화지방산은 고기에 붙어 있는 지방이나 버터, 요리용 돼지기름인 라드, 쇼트닝 등이 있다. 과도하게 섭취하면 중성지방이나 콜레스테롤이 늘어나므로 심근경색 등 질병의 원인이 된다. 하지만 나쁜 영향만 주는 건 아니다. 섭취량이 지나치게 적어도 에너지 부족으로 피곤해지기 쉽고 뇌출혈을 유발할 확률이 높아진다.

불포화지방산은 식물이나 생선에 많이 함유되어 있다. 오메가3계열, 오메가6계열, 오메가9계열로 분류되며 각각 다음과 같은 기름에서 얻을 수 있다.

- **오메가3계열 리놀렌산**(linolenic acid): 들기름, 아마인유, 자소유, 생선기름 등
- **오메가6계열 리놀레산**(linoleic acid): 샐러드유, 홍화유, 콩기름, 참기름 등
- **오메가9계열 올레인산**(oleic acid): 올리브유 등

최근 특히 주목받는 것은 오메가3계열에 속하는 기름이다. 그중 하나로 주로 등푸른생선에 함유되어 있는 지방산 EPA(eicosapentaenoic acid)는 뇌 내 정보 전달을 원활하게 하고 알레르기 증상을 완화하는 데 효능이 있다. 같은 등푸른생선에 포함된 DHA(docosa hexaenoic acid)와 함께 혈액을 맑게 해주는데,

이누이트(북극해 연안에 주로 사는 어로·수렵인종. 에스키모라고도 함 – 옮긴이)들에게 심근경색이 적은 이유가 EPA나 DHA를 많이 함유한 생선기름을 많이 섭취하기 때문이라고 한다.

오메가3계열은 생활 습관으로 인한 질병 예방에 효과가 있는 유용한 기름이다. 외식을 자주 하는 경우 튀긴 음식 중심의 식습관에 익숙해지기 쉬운데 일부러라도 생선을 먹는 게 좋다. EPA나 DHA를 많이 함유한 대표적인 생선으로는 고등어, 정어리, 홍실치, 참치 등이 있다.

오메가3로 피부에 윤기를 더하자

건강에 도움을 주는 오메가3계열 지방산은 미용에도 효과가 있다. 담즙을 억제하여 여드름을 예방한다. 피부에 윤기를 더하는 세라미드는 그 자체로 먹으면 분해되어버려 피부 성분을 이루지 못하지만, 오메가3계열 지방산을 먹으면 체내에서 세라미드 합성량이 늘어난다.

또 신진대사를 높여주는 비타민A나 혈류를 촉진하는 비타민E 등은 지용성 비타민으로 기름과 함께 섭취할 때 흡수율이 좋다. 단 오메가3계열 지방산은 열에 약해 볶음 등 가열 조리법에는 적합하지 않으므로 올리브유 등 비교적 열에 강한 기름을 사용해 조리하기를 권한다.

묵직한 아랫배 때문에 곤혹스럽다면

변비를 해소하는 식이섬유

변비 해소의 기본은 운동

분주하기 마련인 아침 시간에 변비라는 반갑지 않은 손님을 만나면 그야말로 곤혹스럽다. 배변 활동은 생활 습관에 크게 영향을 받기 때문에 아침 식사나 화장실에 갈 시간을 제대로 챙기지 못하면 변비에 걸린다.

특히 여성은 남성보다 복근이 약해 변을 밖으로 내보내기 힘들다. 그래서 운동으로 복근을 강화할 필요가 있다. 운동을 하면 몸을 움직임으로써 장에 자극을 주고 장의 연동운동을 촉진하는 효과도 더불어 누릴 수 있다. 자세를 바르게 하기 위한 골반기저근 운동(p. 25, 26)도 내장이 장을 압박하는 것을 막아주므로 변비 탈출에 도움이 된다.

월경 전에는 여성호르몬인 프로게스테론의 양이 증가하여 변비가 생기기 쉽다. 프로게스테론은 수분을 몸에 담아두는 작용을 하므로 장 운동이 억제되어 변에 수분이 부족해지고 변비로 이어진다.

수용성 식이섬유? 불용성 식이섬유?

장의 연동운동을 촉진하는 식이섬유는 물에 녹는 수용성과 물에 녹지 않는 불용성으로 나뉜다.

고구마나 우엉 등 뿌리식물은 불용성 식이섬유 식품이다. '변비에는 식이섬유가 좋다'고 통상적으로 말하지만, 불용성 식이섬유만 무턱대고 섭취하면 역효과를 부를 수 있다.

불용성 식이섬유는 장에서 수분을 흡수하고 장을 자극하여 음식물 찌꺼기와 가스를 재빨리 몸 밖으로 배출하게 한다. 한편 수용성 식이섬유는 물에 녹으면 장에서 젤리 상태로 변해 다른 식품과 섞여 변을 부드럽게 해준다. 따라서 배변 횟수가 적거나 배에 가스가 차는 사람은 장 활동을 활발하게 하여 변의 양을 늘리는 불용성 식이섬유를, 변비뿐만 아니라 설사도 자주 하는 사람은 스트레스나 수면 부족 등으로 위장이 민감해졌을 가능성이 있으므로 변을 부드럽게 하고 자극을 줄여주는 수용성 식이섬유를 섭취하면 좋다.

불용성 식이섬유는 콩류, 버섯류, 우엉 등에 풍부하다. 대두 제품인 두부나 낫토로도 섭취할 수 있다. 쌀도 중요한 식이섬유 원이다. 특히 현미나 잡곡류는 식이섬유를 풍부하게 함유하고 있다. 최근에는 저탄수화물 다이어트가 유행하고 있으나 과도한 당류 억제는 변비를 유발할 수 있으므로 주의가 필요하다.

불용성 식이섬유 → 배변 횟수가 적은 사람, 배에 가스가 차는 사람

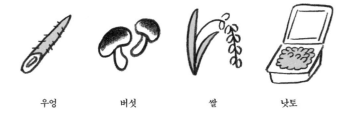

| 우엉 | 버섯 | 쌀 | 낫토 |

수용성 식이섬유 → 스트레스와 수면 부족에 시달리는 사람

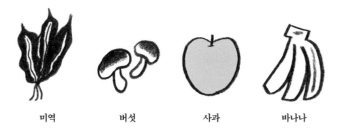

| 미역 | 버섯 | 사과 | 바나나 |

　수용성 식이섬유는 끈적끈적하거나 미끌미끌한 특징을 가지며 해조류나 버섯, 곤약 등에 함유되어 있다. 과일에도 수용성 식이섬유가 많다.

　변비 해소에는 물을 충분히 마시는 습관이 중요하다. 식품으로 섭취하는 수분 외에 하루에 1.5리터 정도의 물을 마시는 게 이상적이다. 미네랄워터에 포함된 마그네슘은 장에 수분을 모아주는 작용을 한다. 칼슘과 마그네슘이 물 1리터당 120mg 이상 함유되어 있는 물을 경수(硬水, hard water)라고 하는데, 미네랄워터로 변비 해소에 도움을 받고 싶다면 경도가 높은 제품을 마시자. 해외 제품 중에서 쉽게 찾을 수 있다.

　수분은 물 외의 음료로 섭취해도 좋으나 커피나 녹차는 이뇨작용 때문에 오히려 수분을 잃게 되므로 많이 마시지 않도록 주의해야 한다.

선옥균으로 장을 깨끗하게

　장에는 수백 종류나 되는 세균이 100조 개가량 존재하며, 몸에 좋은 작용을 하는 선옥균과 독소를 배출하는 등 나쁜 작용을 하는 악옥균이 있다. 선옥균은 변비가 있을 때에는 장의 활동을 활발하게 하고 설사를 할 때에는 장내세균의 균형을 맞추어주므로 변비나 설사 여부에 관계 없이 평소에 섭취해두면 좋다.

　선옥균 중에 유명한 것이 유산균이나 비피더스균이다. 요구르트나 유산균 음료, 발효식품인 김치나 치즈, 된장절임 등에도 유산균이 함유되어 있으므로 자주 섭취하자.

    장내 선옥균 양을 늘리기 위해 선옥균의 먹이가 되는 올리고당을 섭취하는 방법도 있다. 올리고당은 대두 제품, 양파, 우엉, 바나나 등에 많이 들어 있다.

월경주기를 이해하면 두렵지 않다

여성호르몬의 소용돌이에서 탈출하자

불쾌감, 월경주기 때문일까?

월경을 시작하기 일주일 정도 전부터 짜증이나 권태감, 졸음이나 두통 등 다양한 몸의 변화가 나타난다. 이런 월경전증후군(PMS)은 개인차가 있다. 조금 짜증만 나다가 마는 사람이 있는가 하면, 일상생활에 지장을 받을 정도로 심한 증상이 나타나는 사람도 있다.

여성의 몸에서는 월경주기에 맞추어 에스트로겐(난포호르몬)과 프로게스테론(황체호르몬)이 분비된다. 월경 후부터 배란까지

는 에스트로겐이 많아지고 배란 후부터 월경 전까지는 프로게
스테론이 증가한다.

에스트로겐은 자율신경에 관여하는 세로토닌(p.129, 210)의
양을 조절하는 기능을 한다. 그래서 에스트로겐이 많이 분비되
는 시기에는 심신이 모두 편안해진다. 반면 배란 이후에는 에스
트로겐이 줄어들어 자율신경이 불안정해지고 프로게스테론 분
비가 늘어나면서 그 작용으로 부종이나 통증이 생기고 피지 분
비가 늘어난다.

어깨 결림이나 부종, 짜증, 우울감 등이 있어도 그 증상이
PMS 때문임을 깨닫지 못하는 사람도 있다. 우선 자신의 몸이
나 마음에 나타나는 증상이 월경주기와 어떻게 관련되어 있는
지 점검해보자. 원인이 PMS에 있어 괴로운 증상이 나타나는
기간이 정해져 있다면 대처법도 쉽게 찾을 수 있고 마음도 편
해진다.

월경주기에 맞춰 효율적으로 다이어트하기

월경주기에는 다이어트를 돕는 시기, 다이어트에 방해가 되
는 시기가 있다. 그래서 자신의 월경주기를 정확히 알고 있으면
무리하지 않은 범위 안에서 다이어트를 효율적으로 할 수 있다.

월경 직전에는 프로게스테론의 분비가 늘고 몸은 수분을 축
적하기 쉬운 상태로 바뀐다. 또 자율신경 조절 기능도 약해져

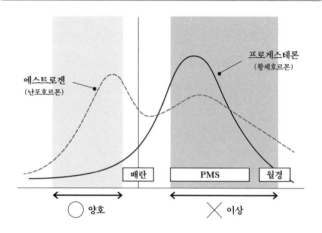

여성호르몬의 주기

에스트로겐
(난포호르몬)

프로게스테론
(황체호르몬)

배란   PMS   월경

○ 양호   ╳ 이상

먹은 음식물을 잘 처리하지 못한다. 몸이 무거워 운동하기도 힘들어지므로 이 시기부터 월경이 끝날 때까지는 다이어트를 쉬고 안정을 취하는 것이 좋다.

월경이 끝난 후 에스트로겐이 늘어나는 시기가 바로 다이어트에 적기이다. 대사가 활발해지고 몸의 컨디션도 좋아져 운동도 더욱 탄력적으로 할 수 있다.

생리통도 식사로 개선할 수 있다!

고통스러운
생리통 극복법

기본은 균형 잡힌 식생활

염분이 많은 식사는 PMS를 악화시킨다. PMS 기간에는 프로게스테론이 많이 나오기 때문에 수분을 배출하기 어려운데 거기에 염분까지 많이 섭취하면 손발이나 얼굴이 붓는다.

PMS 기간에는 짜증이 늘어서 달콤한 것을 많이 찾는다. 그러나 이때 단 걸 많이 먹는 건 좋지 않다. 설탕은 일시적으로 혈당치를 높여 기분을 좋게 만들지만, 그 후에 혈당치가 급격히 저하되면서 오히려 더 불안정한 심리 상태를 만들기 때문이다.

커피처럼 카페인이 많은 음료나 술, 매운 음식 등 자극적인
음식도 PMS 기간에는 멀리하자.

대두 제품은 강력한 아군

대두 이소플라본은 에스트로겐과 유사한 작용을 한다고 알
려져 있으며 PMS 완화에 도움을 준다. 에스트로겐이 줄어드는
월경 전에는 낫토나 두유, 콩가루 등 대두 제품을 많이 먹자. 건
강보조제나 보충제를 통해서도 대두 이소플라본을 섭취할 수
있으나, 대두는 이소플라본 외에도 양질의 단백질이나 칼슘, 식
이섬유 등을 함유하고 있으므로 가능하면 식사를 통해 섭취하
도록 하자.

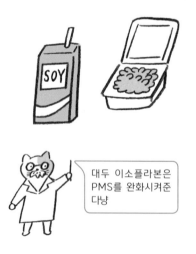

대두 이소플라본은
PMS를 완화시켜준
다냥

내게 맞는 두통 치료법

지긋지긋한 두통에서
벗어나기

두통의 여러 가지 원인

여성은 남성보다 두통을 더 많이 호소한다. 특히 편두통을 많이 겪는데, 편두통은 뇌의 혈관이 수축했다가 팽창하면서 일어나는 혈관의 통증이다. 혈관 팽창의 원인은 스트레스나 불규칙한 수면, 월경 등이다. 월경 시작 사흘 전부터 월경 시작일까지 편두통을 느끼는 사람이 있는데, 이는 여성호르몬의 감소로 인해 세로토닌이 감소하면서 혈관의 확장·수축을 제어하지 못하게 되어 일어나는 증상이다.

만성적인 두통에는 목이나 어깨 근육이 긴장한 탓에 혈액 흐름이 원활하지 않아 일어나는 긴장형 두통도 있다. 주로 장시간 같은 자세를 유지할 때, 컴퓨터 작업으로 인해 눈에 피로가 쌓일 때, 스트레스가 원인이 되어 목덜미나 후두부가 조이는 느낌이 들 때 긴장형 두통이 발생한다.

두통과 작별하기 위한 셀프케어

스트레스는 편두통이든 긴장형 두통이든 두통을 일으키는 심각한 원인이 되므로 스트레스를 담아두지 않도록 해야 한다.

편두통의 특징은 주중에 일에 집중할 때에는 발생하지 않다가 주말에 나타난다는 점이다. 수축해 있던 혈관이 스트레스로부터 해방되면서 확장되기 때문이다. 담아둔 스트레스를 한 번에 해소하려고 하지 말고 평소에 꾸준히 호흡을 편안히 하는 게 중요하다. 편두통이 있을 때 입욕이나 스트레칭을 하면 통증을 더욱 심하게 만들 우려가 있으니 피해야 한다.

한편 어깨 결림 등으로 일어나는 긴장형 두통의 경우에는 가벼운 운동이나 입욕, 마사지 등으로 근육의 긴장을 풀어주면 효과를 볼 수 있다. 일을 하는 틈틈이 가벼운 체조나 스트레칭을 하기만 해도 몸이 다르게 반응할 것이다.

일본두통학회가 작성한 두통에 관한 가이드라인에 의하면, 마그네슘이나 비타민B2에 편두통 예방 효과가 있다고 한다. 마그네슘은 견과류(아몬드나 캐슈넛 등), 대두 등 콩류, 붉은 살코기, 녹황색 채소, 어패류에 많이 함유되어 있다. 비타민B2를 많이 포함한 음식은 간, 대두, 달걀, 잎채소, 유제품이다. 두통이 심한 사람은 평소에 이 식품들을 자주 섭취하자.

식품에 들어 있는 두통 유발 물질

두통을 덜어주는 식품이 있는가 하면 두통을 일으키는 음식도 있다. 치즈나 초콜릿에는 혈압을 상승시키는 티라민(tyramine)이 들어 있어 두통을 일으킬 수 있다. 와인에 티라민뿐만 아니라 혈관을 확장시켜 두통을 유발하는 알코올도 들어 있으므로 몸이 개운하지 않다면 피하는 게 좋다.

카페인은 혈관을 수축시키기 때문에 편두통을 완화시키지만 긴장형 두통에는 역효과를 일으킨다. 우선 자신의 두통이 어떤 유형인지 파악한 다음에 알맞은 식품을 섭취하도록 하자.

'오늘은 몸도 가뿐하고 일도 잘 풀리네!
어제는 그렇게 무기력하더니, 도대체 무슨 일이야?'

이유는 정확히 모르겠지만 기분이 좋고 활력이 넘치는 날이 있다. 이러한 의욕은 마음에서 비롯되는 게 아니라, 뇌의 제어에 의해 발생하는 것이다. 반대로 졸음이 가시지 않거나 집중하지 못하고 짜증만 나는 경우 역시 내가 게으른 탓이 아니라 뇌 내 신경전달이 원활하게 이루어지지 않아서 생기는 현상이다.

우리의 뇌도 우리의 식습관과 생활 습관을 통해 관리할 수 있다는 걸 알고 있는가? 올바른 식사와 운동을 통해 뇌 기능을 조절하는 게 가능하고, 그에 따라 불쾌함과 무기력함을 해소하고 의욕과 활력을 채울 수 있다. 2부에서는 어떻게 하면 우리의 뇌를 최고의 상태로 유지할 수 있는지 소개한다.

먼저 일상에서는 거의 의식하지 못하는 뇌의 구조에 대해 알아본 후 뇌에 좋은 음식과 도움이 되는 행동들을 소개한다. 이러한 노력만으로도 피로를 줄이고 조금 더 활기찬 일상을 보낼 수 있을 것이다.

뇌 관리 포인트

- 뇌과학에 근거한 식사 및 생활 습관
- 맑은 정신으로 활동하기 위한 뇌 휴식법
- 뇌 건강을 위해 날마다 실천할 수 있는 작은 행동들

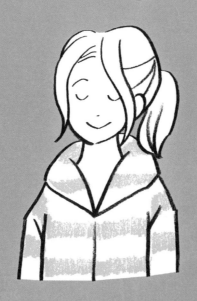

part 2

맑은 머릿속,
뇌 관리로
매일 활력 충전

피로 해소 2단계 : 두뇌 관리

chapter 1
활력 유지의 비결, 뇌에 있다

누구에게나 감정의 파도가 찾아온다. 언뜻 보면 수시로 감정에 휘둘리는 내 마음 탓 같다. 하지만 이러한 변화는 사실 뇌 상태의 변화에 따른 것이며 신경전달물질에 크게 영향을 받는다. 이 신경전달물질을 조절하는 것이 바로 식사이다. 맑은 정신으로 일할 수 있는 뇌를 만드는 비결이 균형 잡힌 식사에 있다는 얘기다.

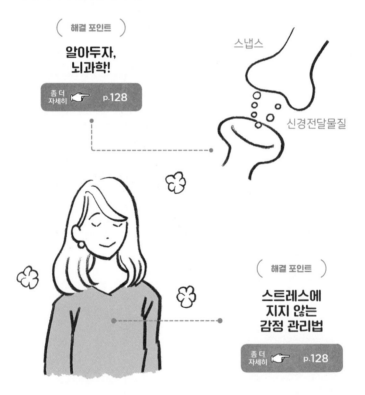

(해결 포인트)
알아두자, 뇌과학!

좀 더
자세히 ☞ p.128

스냅스

신경전달물질

(해결 포인트)
스트레스에 지지 않는 감정 관리법

좀 더
자세히 ☞ p.128

(해결 포인트)

**뇌의 활동을
돕는 영양소**

좀 더
자세히 👉 p.128, 134

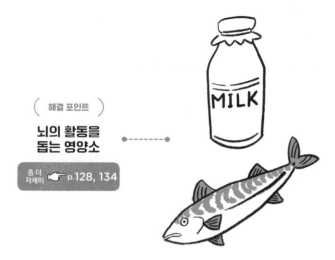

(해결 포인트)

**짜증 해소,
활력 충전에 유효한
뇌 내 물질 늘리는 법**

좀 더
자세히 👉 p.131, 134

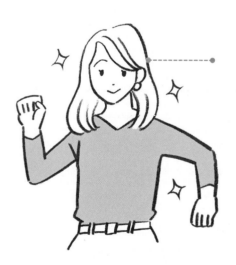

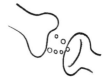

뇌 작동의 기본 메커니즘을 알아두자

뇌가 모든 것을
제어한다

감정도 의지도 뇌가 제어한다

우리는 일상에서 다양한 사건 · 사고에 희로애락을 느끼는 한편 자기 의지를 행동으로 옮기며 살아간다. 뇌과학이 눈부시게 발전하면서, 이런 감정이나 의지가 마음에서 생성되는 게 아니라 뇌 기능에 의해 정확하게 컨트롤되고 있다는 사실이 밝혀졌다.

뇌에서는 신경세포끼리 정보를 전달하며 마음의 기능(의사나 감정)과 몸의 기능(행동이나 운동)을 제어한다. 희로애락을 느끼거나 생각을 할 때 뇌에서는 신경전달물질이 오고 간다. 신경전달물질은 시냅스라는 신경세포 사이의 접촉 부분에서 분비되어 다른 신경세포에게 정보를 전달한다. 시냅스에서 방출되는 신경전달물질의 양이 과도하게 많거나 부족하면 뇌에서 정보를 제대로 전달하지 못한다. 그러면 뇌 작용의 균형이 무너져 정신이나 신체에 이상이 나타날 수 있다.

신경전달물질이 마음을 만든다

뇌에는 60가지 이상의 신경전달물질이 있으며, 이 신경전달물질이 기분, 운동 기능, 내장 활동 등 우리 몸의 기능에 폭넓게 관여한다.

대표적인 신경전달물질에는 노르아드레날린, 도파민, 세로토닌 등이 있다. 노르아드레날린은 긴장이나 불안, 집중력, 적극성을 불러일으키며 스트레스를 이겨내고자 할 때 활동한다. 도파민은 기쁨이나 쾌락, 의욕을 불러오는데 과도하면 과식이나 의존증으로 발현되기도 한다. 세로토닌은 노르아드레날린과 도파민을 억제하여 불안이나 짜증을 제어하고 뇌를 편히 쉬게 한다.

신경전달물질이 적절하게 균형을 맞추어 분비되면 우리의 뇌는 조화롭게 활동한다. 그러나 어떤 물질이라도 분비량이 너무 많거나 적으면 뇌의 활동이 중심을 잃고 무너져버린다. 가령 세로토닌 분비가 부족하면 집중력이 떨어지고 쉽게 짜증이 나며 기운을 차리기 힘들다. 만일 당신이 실제로는 우울해질 일이 없음에도 의기소침해지거나 실패감에 사로잡혀 있다면 아마도 당신의 뇌에 세로토닌이 부족해졌기 때문일 것이다.

이처럼 우리의 마음은 신경전달물질에 크게 영향을 받는다. 이는 지극히 생리적인 반응이며 의지나 노력으로 해결할 수 있는 일이 아니다.

마음을 보호하는 식사법이란?

의식적으로 음식을 선별하여 섭취하면 신경전달물질을 어느 정도 컨트롤할 수 있다. 신경전달물질은 음식물 섭취를 통해 생성되기 때문이다. 신경전달물질의 재료가 되는 것은 단백질이나 지질, 비타민, 미네랄 등의 영양소이며 우리는 음식물을 통해 이것들을 체내에 공급한다. 앞서 언급한 이상 증상이 나타나는 이유는 신경전달물질의 원료가 제때 체내에 들어오지 못했기 때문일 수 있다. 즉 적절하게 음식을 섭취하지 않으면 뇌의 신경전달물질에 이상이 생기고 마음의 균형이 무너져버릴 위험성이 있다. 그럼 구체적으로 어떤 음식을 먹어야 좋을지 살펴보자.

힘들 때는 아미노산을!

식사만으로
간단히 뇌를 관리하라

의욕과 집중력을 불러오는 타이로신

의욕이 생기지 않고 집중력이 오래가지 못할 때는 타이로신 (tyrosine)이라는 아미노산을 섭취하면 좋다. 타이로신은 체내에서 도파민이나 노르아드레날린과 같은 신경전달물질로 변환된다. 행동의 동기부여에 깊이 관여해 학습 능률 향상 인자로서 작용하는 것이 도파민, 집중력을 높이는 것이 노르아드레날린이다. 이들의 농도가 높아지면 집중력을 회복할 수 있고 스트레스를 받더라도 잘 털어낼 수 있다. 우울증에도 효과적이라는 보고가 있으며 항우울제 등과 달리 부작용의 염려가 없다는 게 장점이다.

타이로신은 치즈 등 유제품, 육류, 대두, 바나나 등에 많이 함유되어 있다. 타이로신은 공복에 당질과 함께 섭취하면 흡수율이 좋아지므로, 당질과 타이로신 모두 함유되어 있으면서도 간편하게 먹을 수 있는 바나나를 자주 먹자.

짜증을 가라앉히는 트립토판

트립토판은 자율신경의 작용을 제어하는 신경전달물질인 세로토닌을 만들어낸다. 세로토닌은 노르아드레날린이나 도파민의 폭주를 억제하고 마음의 조화를 유지시킨다. 그래서 최근에는 매체에서 '행복 물질', '행복 호르몬'이라는 이름으로 홍보하기도 한다. 트립토판은 유제품이나 대두 제품, 견과류에 많이 함유되어 있다.

스트레스를 완화하는 가바

가바(GABA, 감마아미노산)도 아미노산의 일종이다. 가바는 스트레스 경감에 효과가 있다고 알려져 있다. 가바는 부교감신경을 강화하여 흥분을 가라앉히고 안정을 찾아주는 역할을 한다. 가바는 원래 체내에서 충분한 양을 만들 수 있으나 강한 스트레스에 노출되면 그것을 완화하기 위해 가장 먼저 사용되므로 자주 부족해진다.

단, 가바 자체를 먹어도 직접 뇌까지 도달하지는 않으므로 신경전달물질로서 그대로 쓰일 일은 없다고 한다. 그보다는 가바의 재료가 되는 글루타민산을 섭취하는 게 좋다. 글루타민산도 아미노산의 일종이므로 아미노산이 다량 함유된 생선이나 육류, 달걀, 밀을 섭취하면 좋다.

지금까지 뇌 기능에 작용하는 아미노산을 소개했지만, 이것들을 하나하나를 의식하면서 식사하기란 불가능하다. 평소 식사에서 아미노산을 골고루 섭취하려 노력하는 것으로 충분하다.

음식물로 섭취해야 하는 필수아미노산은 모두 아홉 가지가 있으며 그중 어느 하나라도 부족하면 효율이 낮아진다. 기본적으로 고기, 어패류, 달걀, 유제품 등 동물성 식품에는 모든 아미노산이 일정량 이상 들어 있으므로 이 식품들을 잘 챙겨 먹도록 하자.

오전부터 일에 집중할 수 있는 비법

아침 식사로
뇌를 깨워라

아침 식사는 뇌에 아주 중요하다

바쁜 아침 시간, '5분만 더 이불 속에 있고 싶다', '입을 옷을 고르는 데 시간을 더 쓰고 싶다', '다이어트 중이니 아침은 건너뛰자' 등의 이유로 아침 식사를 거르지는 않는가?

아침 식사의 장점은 셀 수 없이 많으며 아침을 거를 때의 단점도 그만큼 많다. 뇌는 몸을 움직이는 사령탑이다. 뇌에 영양이 제대로 공급되지 않으면 집중력을 잃고 멍한 상태가 된다. 몸도 생각대로 움직이지 않는다. 정신이 맑지 않은 상태로 오전을 허비하게 되는 것이다.

뇌의 중량은 전체 몸무게의 단 2퍼센트에 불과하지만, 뇌가 쓰는 에너지는 전체 기초대사량의 20퍼센트에 달한다. 우리가 잠들어 있는 한밤중에도 뇌가 활동할 수 있는 이유는 저녁 식사 때 섭취한 에너지를 사용하기 때문이다. 아침을 제대로 먹지 않으면 자는 동안 소비한 에너지를 충당하지 못하므로 뇌가 쓸 에너지가 부족해 집중력이나 기억력이 떨어진다. 또한 아침 식사를 거르고 회사에 가면 뇌뿐만 아니라 몸을 움직일 에너지도 충전되지 못한 상태라 몸이 무겁고 무기력감이나 피로감이 남아 활력기차게 활동하기 힘들다.

뇌를 움직이게 하는 음식

뇌의 주요 활동 에너지가 되는 것은 포도당이다. 최근 연구에서는 체내에서 생기는 케톤체(ketone body)라는 물질도 뇌의 에너지로 전환된다는 사실이 밝혀졌지만, 이는 당질 제한이나 절식을 계속할 때처럼 특수한 상황에서만 쓰인다.

포도당은 체내에 다량을 저장해둘 수 없으므로 금방 부족해진다. 그러므로 세 끼니를 제대로 챙겨 먹어야 뇌 건강이 좋아진다.

칼슘과 마그네슘은 뇌의 신경세포가 정상적으로 기능하는 데 중요한 역할을 한다. 효율적으로 칼슘을 섭취하기 위해서는 우유나 유제품을 중심으로 뼈째 먹는 생선, 해조류 등도 골고루 먹도록 하자. 마그네슘은 견과류나 채소 등에 많다.

한편 생선에 함유된 기름인 DHA는 흔히 머리가 좋아지게 한다고들 한다. 이는 DHA가 신경세포에 다량 함유되어 있고 알츠하이머나 인지장애에 효과가 있기 때문이다. 그러나 학습 능력에 효과가 있음을 직접적으로 보여주는 연구 결과는 아직 나오지 않았다. 하지만 DHA는 여러 질병을 예방하는 효과가 있으므로 많이 먹어두기를 권한다.

이상적인 아침 식단

포도당을 공급하기 위해 아침에는 밥을 먹는 것이 좋다. 밥에서 나오는 전분은 포도당으로 변화하며 장시간 서서히 에너지를 공급해주므로 점심시간까지 뇌를 제대로 돌아가게 해준다. 밥과 함께 대사를 촉진하는 비타민B군을 섭취하자. 돼지고기나 햄, 낫토 등에 많이 들어 있다. 덧붙여 매실절임이나 초절임, 과일 등 산미를 포함한 음식을 함께 먹으면 피로 회복에도 효과적이다.

아침에는 아무것도 먹지 않는 습관이 배어버린 사람은 일어나면 무엇이든 입에 넣는 단계부터 시작하자. 요구르트, 치즈, 우유, 시리얼, 바나나 등은 두뇌 활동에 필요한 칼슘이나 마그네슘을 섭취할 수 있으며 가열할 필요 없이 간편히 먹을 수 있으므로 아침 식단으로 최고다. 식생활은 습관을 들이는 게 중요하다. 아침 먹기를 습관화하자.

chapter 2
머리를 맑게 하는 뇌 휴식

일을 하다가도 자꾸 넋이 나가는 오후. 주말에 푹 쉬었는데도 피곤하다. 몸을 충분히 쉬어줬는데도 피로가 해소되지 않는다면 뇌가 피곤한 것이다. 뇌를 깨워주는 휴식법과 마음챙김(mindfulness)의 효과를 알아보자.

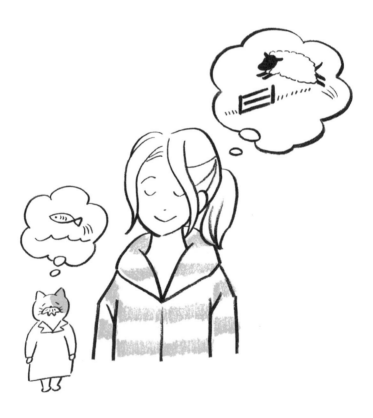

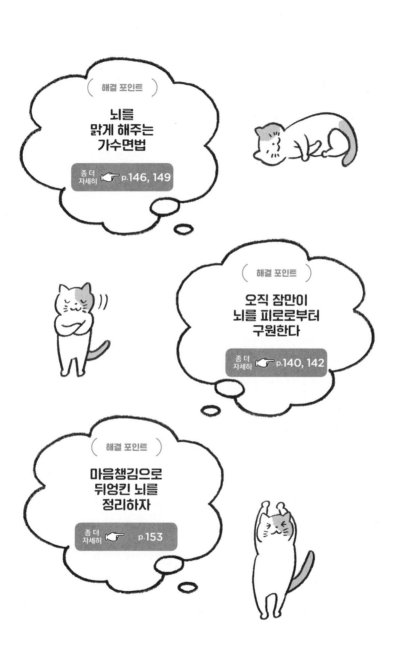

뇌는 산소를 먹고 산다

틈새 스트레칭으로
해소하는 뇌 피로

장시간 업무가 뇌 피로의 원인

1부에서도 언급한 바와 같이 피로에는 주로 몸을 혹사해서 나타나는 육체적 피로와 머리를 많이 써야 하는 업무, 인간관계에서 오는 스트레스를 원인으로 하는 정신적 피로(뇌의 피로)가 있다.

온종일 회의를 하고, 아이디어를 창출하기 위해 머리를 짜내고, 세세한 숫자와 씨름하다 보면 뇌가 피로를 느끼는데, 뇌가 지친 건데도 몸이 피곤한 것처럼 느껴진다. 이런 현상은 줄곧 앉아서 일하는 사무 환경 탓에 혈액 순환이 나빠지고 몸에 산소가 골고루 공급되지 못할 때 일어난다.

뇌 피로를 푸는 데에는 조깅 등 가벼운 유산소운동이 효과적이다. 유산소운동을 하면 산소를 포함한 혈액이 근섬유를 타고 흘러 각 세포에 빠르게 전달된다. 그 결과 젖산이 분비되고 칼슘이 재흡수되면서 근육 수축이 쉬워져 피로가 잘 풀린다. 이렇듯 몸을 움직여 뇌를 활성화시키는 것을 '적극적 휴식'이라 한다.

한편 수면이나 집에서 뒹굴기 등은 '소극적 휴식'에 속한다. 자기 상태에 맞게 두 종류의 휴식을 적절히 이용해보자.

뇌 피로는 스트레스 때문에 쌓인다. 원인이 스트레스라면 스트레스 자체를 없애야 뇌의 피로도 풀릴 것이라 생각하기 쉽지만 스트레칭 등 가벼운 운동을 통해서도 해소할 수 있다.

핵심은 목과 어깨를 이어주는 '승모근 상부섬유'라는 근육을 풀어주는 것이다. 스트레스가 쌓이면 단단해지는 부분인데, 이곳을 스트레칭으로 풀어주면 혈류가 좋아지고 뇌의 피로도 서서히 완화된다. 1장에서 소개한 목이나 견갑골 스트레칭(p.31, 32)을 사무실에서나 잠자리에 들기 전에 잠깐씩 해서 뇌 피로를 그때그때 풀어주자.

질 높은 수면으로 뇌에 충분한 휴식을

수면 부족은
뇌 건강의 강적

수면이 뇌 컨디션을 지배한다

뇌 건강의 가장 큰 적은 수면 부족이라 해도 과언이 아니다. 수면 부족이 뇌에 미치는 영향은 엄청나서, 잠을 잘 못 자면 기억력 저하, 판단력 저하, 정서 불안 등이 발생한다.

○ 기억력 저하

영국 러프버러대학교의 해리슨 박사 연구팀은 실험을 통해 수면 부족이 기억력 저하를 초래한다는 사실을 밝혔다.

연구팀은 실험 조건을 ① 충분히 잔 경우, ② 충분히 잠을 잔 후 카페인을 마신 경우, ③ 36시간 동안 잠을 자지 않은 경우, ④ 36시간 동안 잠을 자지 않고 카페인을 마신 경우로 구분하고, 피실험자에게 무작위로 인물사진을 보여준 뒤 기억하도록 했다. 실험 결과 카페인 섭취는 졸음을 쫓아주긴 하지만 기억력에는 효과가 거의 없음이 밝혀졌다. 잠을 푹 잔 피실험자들만 인물사진을 제대로 기억했다.

한 번 배웠거나 경험한 일은 일단 해마에서 기억하지만, 해마는 단기 기억을 저장하는 곳이므로 이곳에 저장된 기억은 금방 사라진다. 그래서 해마에서 기억을 장기적으로 저장할 수 있는 대뇌로 이동시키는 작업이 필요하다. 일반적으로 해마에 입력된 기억은 여섯 시간 후에 정리 작업을 시작하며, 24시간 이상 걸린다. 이 기억 이동은 수면 중에도 이루어지며 자는 동안 필요한 정보와 필요 없는 정보를 가려내서 대뇌로 이동한다.

정보 입력과 기억 정착. 수면은 이 두 작업과 깊이 관련되어 있다. 자지 않으면 정보를 머릿속에 저장하는 능력도 떨어질뿐더러 모처럼 머릿속에 들어간 내용도 금방 잊어버리게 된다.

커피로 졸음은 물리칠 수 있지만 뇌의 피로는 못 푼다냥

○ 판단력 저하

잠을 못 자서 머리가 안 돌아간다는 말은 사실이다. 잠이 부족하면 뇌에서 사령탑 역할을 하는 전두엽의 기능이 떨어지기 때문이다. 그러면 정보를 취사선택하는 능력이 떨어지고 처리 능력 역시 둔해진다.

무언가 중대한 결단을 내릴 때는 보통 지금까지 얻은 경험을 토대로 상황을 파악하고 판단을 내린다. 그리고 앞서 이야기했듯이 기억은 수면이라는 과정을 거치지 않으면 뇌에 징착할 수가 없다. 현명한 판단을 위한 정보를 가득 넣어두기 위해서라도 충분한 수면은 꼭 필요하다.

○ 정서 불안

어쩌다 밤을 새워버린 다음 날, 평소라면 가볍게 넘길 한마디에 울컥하거나 평소보다 쉽게 낙담하는 자신을 발견하게 될 것이다. 잠이 부족해 뇌의 각성 수준이 낮아지면 감정을 제어하는 편도체(amygdala)가 과도하게 작용한다. 편도체는 적을 경계하는 부위로, 주위에 늘 안테나를 세우고 있다. 잠이 부족해서이 안테나가 과하게 작동하면 상대의 언동에 필요 이상으로 감정적인 반응을 하기 쉽다.

한편 편도체 바로 뒤에는 기억을 담당하는 해마가 있어서 편도체의 반응까지 기억해버린다. 한 번 불쾌감을 느낀 장면은 해마에 기억되므로 비슷한 장면을 만나기만 해도 반사적으로 불쾌한 감정을 불러일으키게 된다. 악순환이 반복되는 것이다. 마음을 안정적으로 유지하고 냉정한 판단을 내리기 위해서라도 꼭 충분한 수면을 취하자.

이처럼 수면과 뇌 기능은 매우 밀접한 관계가 있다. 잠자는 시간을 충분히 확보하는 게 이상적이지만 바쁘게 지내는 일상에서 수면은 우선순위에서 밀리기 쉽다. 깊은 잠을 잘 수 있도록 수면의 질도 관리해야 한다. 구체적인 방법은 1부 2장의 '체온 조절로 꿀잠 자기', '수면의 질을 높이는 방법'을 참고하기 바란다.

점심시간 쪽잠이 하루를 살린다

단시간에 효과를 발휘하는 가수면법

쪽잠은 15분이나 90분

머리를 맑게 하기 위해서는 가수면을 취하는 것이 제일 좋다. 그런데 과연 제시간에 눈을 뜰 수 있을지 불안하다. 실제로 밤샘 작업 중에 도저히 잠을 이기지 못해 잠시 눈을 붙였는데 눈을 떠보니 아침이었던 괴로운 경험을 한 사람도 있을 것이다.

숙면을 취하는 비결이 있듯 가수면을 취하는 방법도 따로 있다. 일부러 얕게 자는 것이다. 핵심은 15분 혹은 90분 전후로 가수면을 취하는 것. 15분이면 수면의 초기 단계라 꾸벅꾸

벅 졸다가 눈을 뜰 수 있지만, 15분을 넘기면 쌔근쌔근 깊은 잠에 빠지게 된다. 15분 이상 자고 싶다면 논렘수면(non-rapid eyes movement, 외부 자극에도 반응을 보이지 않는 깊은 잠)에 들었다가 렘수면(rapid eyes movement, 눈동자가 빠르게 움직이는 얕은 잠)으로 전환되는 90분 전후의 시점에 일어나도록 시간을 맞추어야 한다. 그래야 잠기운을 남기지 않고 개운하게 일어날 수 있다.

완벽한 쪽잠을 위한 세 가지 요소

효과적으로 얕은 잠을 잘 수 있게 해주는 방법 세 가지를 소개하겠다.

첫째는 방을 밝게 해놓고 잠드는 것. 가수면 시 방을 어둡게 하면 멜라토닌(p.67) 분비가 촉진되어 숙면을 취하게 될 가능성이 있다. 그러니 조명 밝기는 평소보다 조금 어둡거나 평소 밝기의 반 정도가 적절하다. 거꾸로 너무 밝으면 쪽잠을 자도 피로가 풀리지 않으므로 책상에 엎드리거나 눈 가리개를 이용하는 등 빛을 차단하면 좋다.

둘째, 잘 때의 자세도 중요하다. 90분 전후의 긴 가수면을 취할 때는 누워서 자도 괜찮지만 15분 만에 일어나려는 경우에는 완전히 누워서 편하게 자기보다는 조금 긴장감이 있는 자세로 자야 눈 뜨기가 쉽다. 그러므로 의자에 앉은 채 등받이에 몸을 기대거나 책상에 얼굴을 묻고 자는 것을 추천한다. 이 자세로 피로를 완전히 걷어낼 수는 없지만 졸음을 쫓기엔 충분하다. 가수면을 취할 때는 가능한 한 조용한 곳을 찾자.

셋째, 가수면 직전에 따뜻한 카페인 음료를 마시는 것이다. 개인차는 있지만 수십 분 후 카페인의 각성 효과로 눈을 뜨기 쉽다.

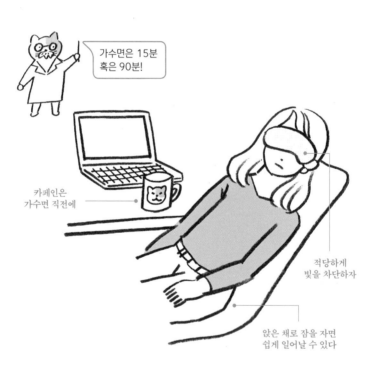

도저히 잠을 떨쳐버리기 힘들 때

졸음을 퇴치하는 간단한 팁

졸음을 쫓는 데 스트레칭은 금물?

의지만으로는 이길 수 없는 졸음. 특히 점심 식사 후에 찾아오는 졸음은 직장인의 천적이다. 가수면을 취하는 게 가장 이상적이지만 잠깐 앉아서 졸 수도 없는 상황이라면 어떻게 퇴치해야 할까? 회의 중이거나 클라이언트와의 미팅 직전 등 잠들 수 있는 환경이 아닌 경우에 사용할 수 있는 일시적인 졸음 대책을 알아보자.

사람은 눈꺼풀, 목, 등, 허벅지에 중력을 거스르며 활동하는 근력을 가지고 있기에 직립 자세를 유지할 수 있다. 이 근육들을 아울러 '항중력근(antigravity muscle)'이라고 한다. 졸릴 때 이 항중력근을 자극하면 뇌가 각성한다. 자면 안 되는데 졸음이 쏟아진다면 눈꺼풀 짓누르기, 자세 바르게 하기, 목 돌리기 등 항중력근을 사용해 몸을 움직여보자.

힘줄(tendon)을 자극하여 몸을 깨우는 방법도 있다. 힘줄은 근육과 뼈가 분리되지 않도록 연결하고 있는 부분이며 구체적으로는 목, 어깨, 손목, 무릎, 발목에 집중되어 있다. 그러므로 목이나 어깨, 발목이나 손 등의 관절을 빙글빙글 돌리는 동작도 졸음 퇴치에 효과적이다. 졸음을 쫓겠다고 스트레칭을 하는 경우가 있는데 오히려 역효과가 난다. 스트레칭 운동은 부교감신경을 자극해서 오히려 졸음을 유발하기 때문이다. 졸음을 날려버리고 싶을 때에는 항중력근과 힘줄을 집중적으로 움직여보자.

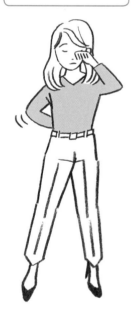

항중력근을 자극하자.

하품과 심호흡으로 졸음 퇴치하기

또 교감신경을 자극해 뇌를 깨우는 방법도 있다. 바로 하품을 하는 것이다. 하품은 졸릴 때 저절로 나오는데 반대로 인위적으로 하품을 해서 뇌를 깨울 수도 있다. 하품은 둔해진 뇌에 산소를 공급해 활성화시키는 작용을 하기 때문이다. 하품을 하면 더 졸리지 않을까 생각하는 사람도 있겠으나, 참지 않고 크게 하품을 해야 졸음이 달아난다는 사실을 기억하기 바란다.

심호흡에도 마찬가지 효과가 있다. 근무 중에는 긴장 상태가 지속되기 때문에 호흡이 얕아진다. 폐에 들어 있는 공기를 모두 토해낼 때까지 숨을 뱉고 가슴이 부풀어오를 때까지 들이켜보자. 이 동작을 여러 번 반복하기만 해도 머리가 맑아진다. 창문

관절을 빙글빙글 돌려주면 졸음이 달아난다.

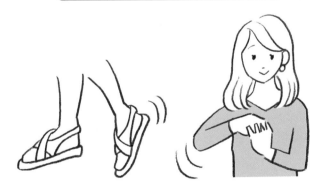

을 열어 환기를 하는 것도 좋다. 특히 겨울에는 차가운 공기가 교감신경을 효과적으로 자극해서 정신이 맑아진다.

그 외에 팔에 물을 적시거나 목에 차가운 수건 두르기, 찬 음료 마시기, 갓 내린 커피 마시기 등도 교감신경을 자극하여 졸음을 쫓는다.

명상으로 마음을 정화하는 시간

복잡한 머릿속을
맑게 정돈하고 싶을 때

마음챙김으로 뇌 기능 향상시키기

지금은 정보가 흘러넘치는 시대. 날마다 온갖 정보가 눈을 어지럽힌다. 너무 많은 정보는 오히려 사고의 혼란을 초래한다. 나도 모르는 사이에 호흡이 거칠어지고 근육도 긴장한다. 혈액 순환도 방해를 받아 심신은 더욱 피곤해진다.

이렇게 스트레스와 항상 함께하는 시대를 현명하게 살아가기 위해서 우리에게는 너무 많은 정보, 자기에 대한 생각, 잡념을 걷어내고 마음을 비우는 순간이 필요하다. 이에 효과적인 방법이 최근 자주 접하는 마음챙김 명상이다. 마음챙김은 '지금 이 순간에만 의식 집중하기'를 추구한다.

마음챙김이 뇌 기능과 구조에 변화를 주어 스트레스 경감, 집중력 향상, 자율신경 회복 등을 돕는다는 건 이미 뇌과학에서 입증된 사실이다. 구글이나 인텔 등 IT 기업을 비롯해 여러 기업에서 사원 연수 프로그램으로 사용하고 있기도 하다. 과학적 근거도 계속 축적되어 의학이나 심리학 전문지에도 마음챙김이 종종 특집으로 다루어지고 있다.

고요한 명상으로 뇌를 맑게

마음챙김을 대표하는 훈련법이 명상이다. 명상은 원래 좌선이나 요가 등 동양 종교에서 많이 사용해온 수련 방식인데, 뇌과학 연구을 통해 종교성을 배제하고 두뇌 훈련이나 스트레스 저감 요법으로 새로이 개발되고 있다.

마음챙김을 위한 명상법을 많이 연구하고 있으나 여기에서는 '수식관(數息觀, 호흡에 숫자를 세는 방법 - 옮긴이)'이라는 간단한 방법을 소개한다.

❶ 몸을 편안히 이완시키면서 등을 곧게 펴고 앉는다

바닥이든 의자든 원하는 곳에 앉으면 된다. 의자에 앉는 경우에는 발뒤꿈치를 바닥에 붙이고 편한 자세를 취한다. 어깨에 힘을 빼고 등줄기를 곧게 편다. 손은 양손을 겹쳐도 좋고 손바닥을 위로 하여 허벅지 위에 얹어도 괜찮다.

❷ 눈은 뜬 채로 비스듬히 아래에 둔다

눈을 반쯤 뜬 상태에서 1미터 정도 앞 바닥에 시선을 고정한다. 눈을 감아도 되지만 반쯤 뜬 눈이 잡념을 불러일으키지 않는다고 한다.

❸ 호흡에 의식을 집중한다

우선 심호흡을 크게 두 번 하자. 그리고 평소의 숨쉬기로 돌아간다. 숨을 뱉을 때 속으로 '하나'를 세고 다음 숨을 마실 때 '둘'을 센다. 이 과정을 계속해 '열'까지 세면 다시 '하나'로 돌아간다.

❹ 잡념이 떠올라도 무시한다

뱉어내는 숨을 세면서 호흡에 의식을 집중해도 여러 생각들이 머릿속을 맴돌 것이다. 의식이 호흡에서 멀어졌다고 느끼면 잡념은 지우고 숨을 세는 데에만 집중한다. 어디까지 세었는지 잊었거나 '열'을 넘어버렸다면 다시 '하나'로 돌아간다.

호흡에만 정신을 모으는 게 핵심이다. '무의 경지'라고도 하는데, 우선 마음이 고요해지는 과정을 느껴보기 바란다. 그저 앉아서 호흡에만 신경 쓰는 것이다. 이때에도 뇌는 훈련을 하고 있다. 설마 정말 그럴까 싶겠지만, 명상은 뇌과학에서 우수한 뇌 훈련 방법임이 입증되었다.

　마음챙김 명상은 3분이든 5분이든 날마다 지속해야 효과를 기대할 수 있다. 잠깐이라도 호흡에만 집중하는 고요한 시간을 가짐으로써 뇌를 맑게 비우고 피로를 씻어내자.

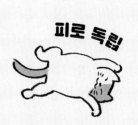
피로 독립

chapter 3
뇌 건강을 지키는 열 가지 법칙

날마다 벌어지는 사소한 일들이 뇌 기능의 차이를 가져온다. 일상생활에서 뇌 기능 향상을 위해 가볍게 실천할 수 있는 방법 열 가지를 소개한다. 오늘부터 하나씩 차근차근 따라해보자. 건강하고 새로워진 자신을 발견하게 될 것이다.

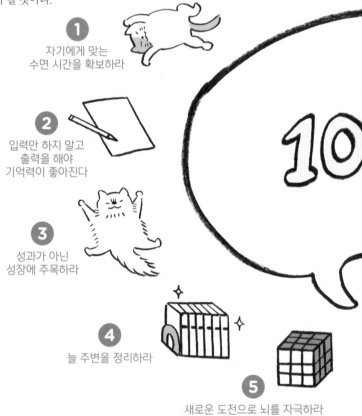

1 자기에게 맞는 수면 시간을 확보하라

2 입력만 하지 말고 출력을 해야 기억력이 좋아진다

3 성과가 아닌 성장에 주목하라

4 늘 주변을 정리하라

5 새로운 도전으로 뇌를 자극하라

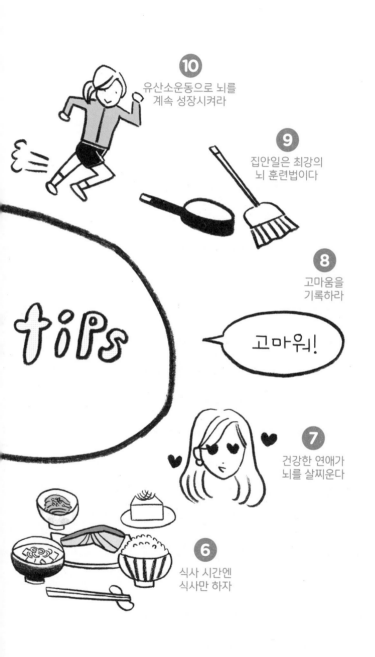

10 유산소운동으로 뇌를
계속 성장시켜라

9 집안일은 최강의
뇌 훈련법이다

8 고마움을
기록하라

고마워!

tips

7 건강한 연애가
뇌를 살찌운다

6 식사 시간엔
식사만 하자

사람마다 적절한 수면 시간이 따로 있다

법칙 1

자기에게 맞는
수면 시간을 확보하라

짧은 수면은 날마다 집중력을 떨어트린다

뇌의 상태를 조절하고 기능을 높이기 위해서 질 높은 수면은
필수적이다.

수면 시간과 집중력의 관계에 관한 연구가 있다. 여덟 시간
수면을 취한 그룹과 여섯 시간 시간 수면을 취한 그룹을 비교한
것이다. 실험의 처음 단계에서는 적게 잔 그룹이 다소 졸음을
느꼈을 뿐 피실험자들의 작업 결과는 큰 차이를 보이지 않았다.
그러나 여섯 시간 수면을 취하는 날이 거듭될수록 피실험자들

은 확연하게 자극에 대한 반응 속도가 둔해졌다. 2주 후에는 잠을 여덟 시간 잔 사람들에 비해 반응이 다섯 배나 늦다는 결과가 나왔다.

그 외에도 1965년, 플로리다대학교의 웹 교수는 미국 공군을 대상으로 실시한 실험에서 8일 동안 수면을 세 시간으로 줄였을 때 시각 관련 업무에서 실수가 늘어났다고 보고했다.

세상에는 '쇼트 슬리퍼(short sleeper)'라 하여 단시간 수면이 몸에 맞고 수면 시간이 짧아도 이상 증상이 나타나지 않는 사람도 있다. 그러나 그런 체질을 가진 사람은 매우 드물다. 쇼트 슬리퍼가 아닌 사람이 활동 시간을 늘리기 위해 수면 시간을 줄이면 몸에 막대한 부담을 주고 낮 동안에 집중력을 잃게 된다.

단시간 수면은 인생에서 활동에 사용할 수 있는 시간이 늘어난다는 점에서 매력적으로 보일지 모르겠으나, 몸에 미치는 악영향을 생각한다면 타고난 쇼트 슬리퍼 외에는 추천하기 어려운 수면법이다.

자신에게 맞는 수면 리듬을 찾아 깨어 있는 시간에 맑은 뇌로 하고 싶은 일에 최선을 다하는 것, 그것이 진정 효율적인 방법이다. 1부 2장 '자율신경과 수면 관리가 답이다'를 함께 참고하여 본인에게 맞는 수면 시간과 질을 확보하자.

머릿속에 있는 것을 많이 끄집어내라

법칙 2

입력만 하지 말고
출력을 해야 기억력이 좋아진다

기억력은 훈련하기 나름이다

기억력은 타고나는 게 아니다. 사실 훈련 여부에 크게 좌우된다. 기억력을 높이고 싶다면 뇌에 정보를 넣기만 하지 말고 그 정보를 정리해 밖으로 꺼내는 과정을 반복해야 한다.

미국 퍼듀대학교의 카픽 교수는 워싱턴대학교 재학생을 대상으로 스와힐리어(아프리카 동부 지역의 언어) 단어 40개를 기억하게 하는 실험에서 '입력을 반복하기보다 입력과 출력을 번갈아 해야 기억하기 쉽다'는 사실을 발견했다. 우선 피실험자 학생들을 네 그룹으로 나누어 단어 철자와 의미를 기억하게 했다.

> **그룹 1**: 단어 40개 학습 → 단어 시험 → 단어 40개 재학습 → 단어 40개 재시험

> **그룹 2**: 단어 40개 학습 → 단어 시험 → 외우지 못한 단어만 재학습 → 단어 40개 재시험

> **그룹 3**: 단어 40개 학습 → 단어 시험 → 단어 40개 재학습 → 외우지 못한 단어만 재시험

> **그룹 4**: 단어 40개 학습 → 단어 시험 → 외우지 못한 단어만 재학습 → 외우지 못한 단어만 재시험

일주일 후에 단어 40개 전체를 범위로 최종시험을 봤더니 그룹 1과 그룹 2는 평균 80점, 그룹 3과 4는 평균 35점이라는 결과가 나왔다. 점수가 좋은 그룹에 공통되는 과정은 재시험에서 40개 단어를 모두 테스트했다는 점이다. 한편 점수가 낮았던 그룹은 재시험을 취약한 단어에만 실시했다. 이 실험에서 재시험은 이미 기억한 내용을 다시 끄집어내어 확인하는 과정이기도 했다. 그 과정이 기억력을 향상시키는 데 중요한 역할을 했던

것이다.

　따라서 한번 뇌에 저장한 내용을 그대로 두지 않고 다시 꺼내서 반복해서 기억해야 한다는 사실을 의식하면서 훈련하면 기억력을 크게 향상시킬 수 있다. 평범한 일상을 동료나 가족처럼 친근한 사람들에게 적극적으로 이야기하는 것도 기억력 향상으로 이어진다. 출력 횟수 자체를 늘리는 일이기도 하고, 이야기하기 전에 '어떻게 전할까' 생각하게 되므로 정보를 효과적으로 정리하는 훈련이 된다. 블로그, SNS 등에 그날그날 일어난 일들을 정리하는 방법도 좋다. 다른 사람에게 노출된 곳에 정리하는 게 핵심이다. 자기 취향에 맞는 출력 방식을 택해 지혜롭게 활용하면 손쉽게 기억력을 향상시킬 수 있다.

긍정적인 사고법이 뇌를 성장시킨다

법칙 3

성과가 아닌
성장에 주목하라

마음을 어떻게 먹느냐에 따라 능력도 바뀐다

"어떤 실패든 긍정적으로 받아들이며 버틸 수 있는 분, 손을 들어보세요"라는 말에 아무런 망설임 없이 손을 들 수 있는 사람이 얼마나 될까?

에너지가 넘치다가도 뜻밖의 실수가 발생하면 '아, 나는 왜 이렇게 무능할까', '난 재능이 없나 봐' 하는 생각에 우울 모드로 들어간다. 그러나 능력은 마음을 어떻게 먹느냐에 따라 달라질 수 있다.

컬럼비아대학교의 맹글스 박사 연구팀은 마음먹기에 따라 능력 발휘 수준이 크게 차이 난다는 연구 결과를 내놓았다. 성과가 아니라 자신의 성장 과정에 집중하는 사람은 실패에 부딪쳐도 배움의 기회로 받아들이기 때문에 다음 번에는 실수하지 않게 되며, 능력을 더욱 크게 펼칠 수 있도록 뇌를 사용한다는 것이다.

크게 성공한 사람, 일류 기업의 경영자나 그 업계에서 두드러진 공적을 남기는 인물이 되기 위해서는 실패를 감수해야 한다. 크게 성공한 사람일수록 큰 실패를 딛고 일어선 것이라는 말을 들은 기억이 있을 것이다. 실패는 성공의 장애물이 아니라 큰 성장의 발판이다. 실패에 직면했을 때 '무엇을 배우면 좋을까', '어떻게 하면 다음에 실패하지 않을까' 하고 긍정적으로 생각하는 사람은 자신의 뇌도 성장하는 방향으로 사용한다는 것이 뇌과학 연구 결과이다.

결과적으로, '성장 과정에 집중하는 뇌 사용법'을 익히면 보다 큰 성공을 맛볼 수 있다. 성장에 초점을 두면 뇌 시스템 또한 그렇게 발달한다. 실패해도 어깨를 펴고 하루하루 노력해가자. 자신의 두뇌 시스템을 믿어보자. 어느새 성장과 함께 성과도 따라올 것이다.

당신의 책상은 깨끗한가?

법칙 4

늘 주변을
정리하라

주변이 어지러우면 뇌도 어지럽다

당신의 생활공간은 얼마나 깨끗하게 정리되어 있는가? 어지러운 사무실 책상 주변은 물론 물건들이 널부러진 집안도 뇌에 나쁜 영향을 미친다고 한다. 프린스턴대학교의 맥메인즈 박사 연구팀은 어지러운 환경이 시각 영역의 활동을 방해하고 일의 속도를 늦춘다는 연구 결과를 내놓았다. 복잡한 환경을 보기만 해도 전두엽 활동이 저하되고 판단이 흐려진다는 자료도 있다.

실제로 책상 주변에 물건이 어지럽게 흩어져 있으면 집중력도 떨어지고 작업 중에 필요한 것을 찾느라 시간을 허비하게 돼서 능률도 오르지 않는다.

이런 사태를 막기 위해서 자기 나름의 정리 규칙을 세워두어야 한다. 가령 처리해야 할 서류를 받으면 나중으로 미루지 말고 그 자리에서 한번 훑어본 후 다음과 같이 분류하자.

① 따로 보관해야 할 만큼 중요도가 높은 서류

② 일단 보관해두지만 판단은 보류한 서류

③ 버리는 서류

②의 경우는 일주일에 한 번씩 정리하면서 다시 판단한다. 책상이나 책장, 명함 등을 정리할 때 이와 같이 자기만의 방식을 세워두자. 중요도에 따라 분류하니 필요한 것을 금방 찾을 수 있고 에너지를 낭비하지 않아도 된다.

바쁜 때일수록 주변이 난장판이 되지 않도록 신경 쓰자. 만일 작업 공간이 점점 지저분해지고 있다면 잠시 시간을 내어 정리하자. 지금 정리해두어야 일의 능률 저하를 막을 수 있다.

매너리즘을 버리고 뇌를 훈련하자

법칙 5

새로운 도전으로 뇌를 자극하라

새로운 자극이 뇌를 활성화한다

날마다 같은 시간에 일어나 같은 길로 출근해서 별다른 사건 없이 하루를 보내고 다시 왔던 길을 되돌아 집으로 가는 일상. 날마다 같은 일이 반복되니 매너리즘에 빠진 것 듯 지겹다.

처음에는 신선하게 느끼던 것이라도 반복하다 보면 익숙해져서 자극을 못 느낀다. 당연하다. 우리 뇌가 그렇게 작동하기 때문이다.

뇌를 활성화하는 요인 중 하나로 '풍부한 환경(environmental

enrichment)'이 있다. 프린스턴대학교의 랑퐁 박사 연구팀은 좁은 금속 틀 안에서 생쥐를 한 마리씩 기른 경우와 넓은 공간에 집을 만들 재료와 장난감을 넣어주고 다수의 동류 생쥐들과 함께 기른 경우로 나누어 생쥐의 뇌 변화를 연구했다.

그 결과 풍부한 환경, 즉 다양한 환경인자가 주변에 존재하는 상태에서 사육한 생쥐의 뇌에서는 뇌세포를 성장시키고 신경 네트워크를 강화하는 유전자군의 발현이 두드러졌다. 매너리즘에 빠진 환경, 변화가 없는 환경에서는 뇌가 성장하려 하지 않는다는 사실이 밝혀진 것이다.

인간의 뇌도 마찬가지이다. 새로운 자극을 받으면 뇌 내에 새로운 회로가 생성되고, 나아가 새로운 자극을 지속적으로 받으면 신경 네트워크가 점점 강화된다. 새로운 일에 도전하자. 운동이나 취미, 직장인 동호회 등의 활동을 시작해보자. 그러면 새로운 지식이나 경험, 기술 등을 습득하게 되어 뇌 기능이 향상될 뿐만 아니라 생활에 활력이 생겨 기분도 밝아질 것이다.

또 여행을 가거나 새로운 책 읽기, 새로운 사람과 만나기 등 사소한 도전을 지속하면 뇌에 활기가 돌고 새로운 뇌 내 네트워크를 구축해 뇌를 성장시키기도 쉬워진다. 날마다 작지만 새로운 도전을 해나가며 지루함을 날려버리고 뇌 기능도 활성화시키자.

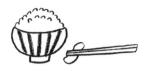

멀티태스킹은 뇌를 지치게 한다

법칙 6

식사 시간엔
식사만 하자

한 번에 한 가지 일만 하는 게 뇌에 좋다

어떤 일을 하면서 동시에 다른 일을 하는 것을 멀티태스킹(multitasking)이라고 한다. 뇌에는 그다지 좋지 않은 작업 방식이다. 예를 들면 텔레비전을 흘깃거리면서 스마트폰으로 SNS를 보는 경우, 귀로는 텔레비전 음성을 듣고 눈으로는 움직이는 영상을 좇으며 스마트폰에 표시된 문자를 읽게 된다. 이렇게 동시에 여러 감각 기능을 사용하면 감각 기관이 혹사되는 것은 물론이고 뇌에도 과부하가 걸린다.

실제로 멀티태스킹을 잘한다고 자부하는 사람에게 동시에 여러 일을 맡겼을 때, 일을 하나씩 처리하는 사람에 비해 성취도가 낮았다는 실험 결과도 있다.

싱가포르의 듀크-NUS 의학대학원과 영국의 유니버시티 칼리지 런던에서는 스마트폰, 컴퓨터, TV 등 여러 기기를 동시에 사용하는 미디어 멀티태스킹이 뇌 기능을 쇠퇴시키고 뇌 전대상회(ACC)의 두께를 얇게 만든다는 공동 논문을 발표했다.

그러나 멀티태스킹 문제가 한 번에 몇 개의 미디어 기기를 사용하느냐에 국한된 건 아니다. 일을 하며 식사하는 것 역시 멀티태스킹이다. 사용하는 미디어는 컴퓨터 한 대뿐이지만 이런 상황 역시 뇌에 악영향을 준다. 일을 하면서 식사를 하면, 뇌는 긴장감을 갖고 일을 해야 하는지 편한 마음으로 밥을 먹어야 하는지 혼란스러워하고 점심시간에 기분 전환도 못한 채 오후 업무에 돌입하게 된다. 우리의 뇌는 꽤 현명하기 때문에 멀티태스킹에 어느 정도는 대응할 수 있지만 그만큼 스트레스도 많이 받는다. 하루 종일 효율적으로 일을 하고 싶다면 점심시간에는 일에서 손을 떼고 식사에 집중하자.

바쁘고 시간이 없을수록 이것저것 모두 하려 욕심내지 말고 하나씩 천천히 집중하자. 그편이 뇌나 마음에 부담을 덜 주고 일도 효율적으로 처리할 수 있다.

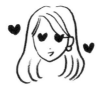

일도 사랑도 완벽하게!

법칙 7

건강한 연애가
뇌를 살찌운다

건강한 연애는 일의 능률도 올린다

'일이냐, 사랑이냐?' 영원한 숙제라 할 수 있는 주제이지만 둘 중 하나만 선택할 필요는 없다. 연애가 업무에 좋은 영향을 미치기도 하기 때문이다. 연애에는 뇌의 처리 능력을 높여주는 힘이 있다. 이는 연구를 통해 이미 입증되었다.

캘리포니아대학교 산타바버라캠퍼스의 심리학자 그래프턴 박사 연구팀은 20세 전후 여성 36명을 대상으로 화면에 표시된 단어가 영어인지 아닌지를 구분하는 실험을 했다. 그 결과 연애와 뇌의 관계에 관한 흥미로운 점을 발견했다.

변수가 되는 특정 이름을 표시한 시간은 0.026초. 정말 눈 깜짝할 사이라서 실험 대상자는 아무런 변화도 느끼지 못했지만, 이후에 표시한 단어를 인지하는 시간은 달라졌다.

단어를 표시하기 직전(0.15초 전)에 해당 여성의 연인 이름을 0.026초만 표시하면, 단어를 인지하는 데 걸리는 시간이 0.03초쯤 빨라진다는 것이다. 연인의 이름이 표시되는 것은 아주 잠깐이므로 테스트를 받는 여성들은 그 사실을 눈치채지 못한다. 그런데도 반응 속도가 빨라졌다. 단순히 알고 지내는 사람의 이름으로는 효과를 보지 못하고 연인의 이름을 표시한 경우에만 반응이 빨라졌다. 나아가 연인의 이름을 보여줄 때 뇌 내 움직임을 조사하니 방추상회(얼굴이나 이름을 인지하는 부위)나 각회(언어와 관련된 역할)와 같은 대뇌신피질 영역뿐만 아니라 의지나 동기에 관여하는 뇌심부도 활성화됨을 발견했다.

이렇듯 연애는 뇌 기능을 향상시키는 효과를 가졌다. 꼭 연애에 국한된 이야기는 아니다. 연인 간 친밀감 못지않게 서로 호감을 갖고 있다면 가족이나 친구, 직장 동료, 상사, 부하와의 관계에서도 뇌 기능은 향상된다. 결국 원만한 인간관계가 뇌 기능을 총체적으로 높여준다는 이야기다. 이런저런 일이 겹쳐 어떻게 해결해나가야 할지 도무지 알 수 없을 때, 소중한 사람을 떠올려보는 건 어떨까.

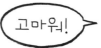

감사가 나를 성장시킨다

법칙 8

고마움을
기록하라

감사하는 마음만으로 뇌세포가 늘어난다

사소하지만 뇌 기능을 높여주는 효과적인 방법 중 하나가 늘 감사하는 마음을 갖는 것이다. 감사하는 마음은 '나는 더 나아질 수 있다'는 자기효능감을 높이고 기억력뿐만 아니라 뇌 기능 전체를 향상시킨다고 한다.

하버드대학교 라자르 박사 연구팀은 감사하는 습관을 가지면 사물을 판단하고 심리 조절에 관여하는 전두전령(前頭前領)의 두께가 0.1mm 정도 두꺼워진다는 연구 결과를 발표했다. 다른 연구들에서도 감사하는 마음이 인생에 변화를 가져오는 경우들이 확인되었다.

실천 방법은 간단하다. 취침 전에 그날그날 있었던 일을 되돌아보고 감사할 수 있는 일을 찾아보자. 도움을 받아 고마웠다는 내용과 함께 '도와줘서 고마웠다', '이 사람과 같이 있을 수 있는 것만으로도 행복했다' 등 세세한 감정까지 떠올린다면 효과가 크다. 나아가 이런 마음을 감사 일기 형식으로 기록해 두면 더 좋다. 이 행동을 계속하면 아침에 눈 뜨기도 쉬워지고 의욕 회복도 빨라진다.

일상에서 감사의 마음을 끌어내 일기로 기록하는 일의 효과는 캘리포니아대학교 데이비스캠퍼스의 에먼스 박사 연구팀의 실험에서 실제로 검증되었다. 우선 192명의 학생을 세 그룹으로 나누어 감사할 만한 일(그룹 1), 싫은 기억이나 짜증난 일(그룹 2), 그냥 그날 일어난 일(그룹 3)에 대해 열흘간 일기를 쓰도록 했다. 그리고 모든 그룹에게 마음 상태와 몸 상태, 인간관계를 같이 기록하도록 했다. 어느 그룹의 뇌 기능이 가장 높았을까?

우승은 그룹 1이 차지했다. 날마다 감사하는 마음을 기록한 그룹의 학생들은 다른 두 그룹에 비해 건강하고 에너지가 넘치는 느낌을 받았다고 답했다. 일기를 통해 감사하는 마음을 높이면 긍정적인 에너지를 기를 수 있다는 게 증명된 것이다. 오늘 밤부터 당장 감사 일기를 써보자.

정리정돈의 달인이 머리도 좋다

법칙 9

집안일은
최강의 뇌 훈련법이다

집안일이 전두엽을 단련한다

매일 꾸준히 집안일을 하는가? 일이 바빠서 집안일에 충실하지 못한 사람도 많을 것이다. 그런데 집안일을 하면 뇌의 사령탑인 전두엽을 훈련할 수 있다는 사실을 아는 사람은 별로 없을 것이다.

전두엽은 외부로부터 정보를 받아들여 축적된 정보와 조합하여 사고하고 판단해 명령을 내린다. 이 기능은 사용하지 않으면 점점 녹슨다. 그래서 계속 아무것도 하지 않으면 꺼낸 옷을

접어 넣는 일조차 귀찮아하는 무기력한 상태에 빠지기 쉽다.

역으로 집안일을 수시로 하면 전두엽을 단련할 수 있다. 예를 들어 요리를 하려면 우선 집에 어떤 식재료가 있는지 확인한 후 그것을 조합해 어떤 음식을 만들 수 있을지 생각해야 한다. 이를 위해 냉장고 안의 식재료 종류와 양을 파악하고, 알고 있는 레시피를 떠올려야 한다. 그리고 부족한 재료는 몸을 움직여 구매해야 한다. 실제로 음식을 만드는 단계에 들어가면 수프에 들어갈 채소를 자르면서 프라이팬으로 고기를 굽고 테이블 세팅과 도구 정리, 청소까지 하게 되는데 이 과정에서 효율을 높이기 위해 어떤 순서로 진행할지 머리를 짜낼 것이다. 결국 집안일은 짜임새 있는 일 처리를 위한 최강 훈련 방법이며 전두엽을 단련하는 데 최적화되어 있다고 할 수 있다.

요즘은 편의점에서 간편하게 음식을 살 수 있고 쇼핑 등 온갖 용무를 인터넷으로 해결할 수 있다. IT 기기도 날마다 발전을 거듭한다. 유용한 물건이 많다는 것은 생활이 편리해진다는 의미이지만 한편으로는 일상에서 전두엽을 훈련할 기회가 줄었다는 의미이기도 하다.

의식적으로 집안일을 하자. 요리, 세탁이나 방 정리 등을 능숙하게 해낸다는 건 그만큼 뇌가 건강하다는 증거이다. 집안일을 부지런히 하면 두뇌를 훈련할 수 있을 뿐 아니라 말끔한 생활 환경도 얻게 될 것이다.

운동하는 뇌는 나이를 모른다

법칙 10
유산소운동으로
뇌를 계속 성장시켜라

운동, 뇌를 끝없이 성장시키는 비결

'요새 기억력이 나빠졌어', '머리가 잘 안 돌아가는 것 같아' 라는 생각이 들 때, 모두 나이 탓으로 돌린다면 큰 착각이다. 물론 어른이 되면 뇌세포가 재생을 멈추기 때문에 뇌가 점점 녹슨 다는 게 정설로 받아들여지던 때도 있었다. 그러나 실제는 다르 다. 성인이 되어서도 마음먹기에 따라 뇌세포를 연결하는 시냅 스 수를 늘려 뇌를 성장시킬 수 있다.

스웨덴 카롤린스카 의과대학의 프리젠 박사 연구팀이 해

마 연구로 이를 입증했다. 기억을 담당하는 해마에서는 하루에 700개의 세포가 탄생한다. 1년에 1.75퍼센트가 탄생하는데, 그 과정이 평생 반복되므로 10년이면 17.5퍼센트, 30년 후에는 52.5퍼센트, 50년 후에는 87.5퍼센트의 세포가 교체된다는 계산이 나온다. 말하자면 뇌는 단련하면 할수록 강해지는 근육과 같은 것이다.

그런데도 나이가 들수록 뇌 기능이 떨어진다고 느끼는 건 기억력이 떨어지기 때문이다. 그럼 어떻게 해야 기억력 저하를 막을 수 있을까. 그 방법 중 하나가 유산소운동이다.

유산소운동을 하면 BDNF(뇌유래신경영양인자. 기억과 학습을 담당하는 해마의 신경 생성을 촉진한다 - 옮긴이)라는 물질이 증가한다. BDNF는 새로운 뇌세포를 만들기 위해 꼭 필요한 뇌 내 호르몬이다. 뇌에 새로운 정보가 입력되면 뉴런끼리 새로운 연결법을 이용하기 때문에 기억을 증강하려면 뇌세포를 성장시키는 BDNF가 꼭 필요하다. BDNF는 혈액의 흐름이 왕성해질 때 나온다. 혈액 순환을 촉진하는 유산소운동을 하면, BDNF가 증가하여 학습에 관여하는 뇌의 메커니즘이 활성화될 뿐만 아니라 기억력도 좋아진다.

최근 기억력이 떨어졌다고 느끼는 사람은 걷기나 조깅 등 가벼운 유산소운동을 시작해보자. 평일에 바빠서 좀처럼 시간을 낼 수 없다면 전철역이나 회사에서 에스컬레이터나 엘리베이터 대신 계단을 이용하거나 걷는 속도를 빠르게 하는 등 약간의 변화로도 뇌를 지속적으로 성장시킬 수 있다.

이리저리 휘둘리는 일상에서도 일이나 친구, 연인, 가족을 위해 힘쓰는 당신. 때로는 짜증이 나고 우울한 기분에 젖어드는 날도 있을 것이다. 이제는 잠시 쉬어갈 수 있는 방법을 알아보자.

'나는 고민 따윈 없을뿐더러 건강 그 자체야!'라고 믿는 사람도 주의하자. 열심히 일하는 사람일수록 눈치채지 못하는 사이에 마음이 지쳐 있을지 모른다. 오늘은 한 번 멈추어 서서 자신의 마음을 지그시 바라보길 바란다.

3부에서는 마음의 상태를 최상으로 유지하여 날마다 평온하게 지내기 위한 요령을 설명한다. 성격이나 고민이 사람마다 다르듯 기분 전환 방법 또한 천차만별이다. 이 책이 자신에게 맞는 기분 전환법을 발견하기 위한 실마리가 되기를 바란다.

마음 관리 포인트

🐱 직장에서의 인간관계 대처법
🐱 긍정적인 마음과 의욕을 갖고 일하는 요령
🐱 마음의 과학을 사용한 긴장 완화법
🐱 기분을 편하게 하는 생활 속 작은 변화들

part 3

스트레스를
쌓아두지 않는
감정 관리

피로 해소 3단계 : 마음 관리

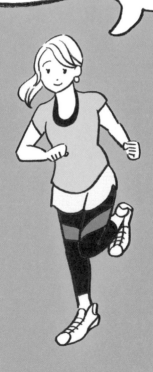

chapter 1
가벼운 마음으로 출근하는 비법

우리는 직장에서 자주 마음을 다친다. 일에서 실수를 하거나 열심히 하는 데 성과가 나지 않아 스스로에게 화가 나기도 하고 복잡한 인간관계에 상처를 받기도 한다. 직장에서의 짜증, 답답함을 담아두지 않고 지혜롭게 해소하는 방법을 알아보자.

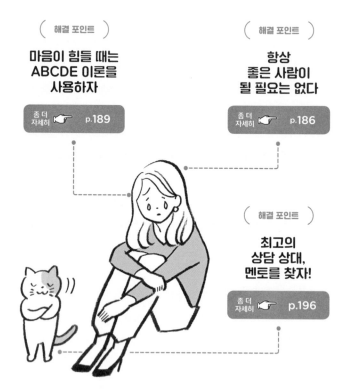

(해결 포인트)

**마음이 힘들 때는
ABCDE 이론을
사용하자**

좀 더
자세히 👉 p.189

(해결 포인트)

**항상
좋은 사람이
될 필요는 없다**

좀 더
자세히 👉 p.186

(해결 포인트)

**최고의
상담 상대,
멘토를 찾자!**

좀 더
자세히 👉 p.196

해결 포인트

**몸을 움직이면
마음도 움직인다!**

종 더
자세히 ☞ p.199

해결 포인트

**의욕을
불타오르게 하는
목표 설정법**

종 더
자세히 ☞ p.202

해결 포인트

**도저히
의지가 생기지
않을 때**

종 더
자세히 ☞ p.199, 205

타인에게 휩쓸리지 않을 힘을 기르자

좋은 사람이기를
포기하자

굳이 분위기를 읽을 필요 없다

자리의 분위기를 파악하고 적절한 발언이나 행동을 하는 능력은 중요하다. 우리 사회처럼 튀는 걸 싫어하는 문화에서는 이런 처신이 요구되는 경우가 특히 많다.

그러나 분위기를 읽는다는 건 타인의 의도를 자신의 감정보다 우선한다는 것이다. 분위기를 맞추려고 지나치게 의식하다 보면 자신을 억누르게 되므로 그만큼 스트레스가 쌓인다.

미움을 받지 않기 위해 상대에게 맞추는 것, 상대의 이야기를 듣고 그 사람의 사고방식을 읽어내서 그 사람이 좋아할 만한 말을 하는 것, 상대가 나를 미워하는 것도 내게 화내는 것도 서로 언쟁하는 것도 두려워하는 것…. 이런 경향을 과잉동조성이라 하는데, 스트레스가 많은 유년 시절을 보낸 사람에게서 주로 나타난다. 학대나 집단 괴롭힘, 가정환경 등이 영향을 준 경우다. 과잉동조성을 가진 채 성인이 된 사람들은 자신의 속마음을 꼭꼭 숨기며 참기만 하기에 마음속에 갈증이 남아 쉽게 피로를 느끼고 심하면 자아를 상실해버리기도 한다.

무리해서 주위에 자신을 맞추면 심신이 지치고 스트레스가 쌓인다. 주위를 신경 쓰는 것 자체는 나쁘지 않지만, 분위기를 파악하려고 더듬이를 너무 치켜세우면 본인만 피폐해질 뿐이다. 주위 사람이 자신에게 무언가를 바란다고 해도, 그것이 도리에 맞지 않고 자기 감정을 거스른다면 분명하게 "싫다"라고 말할 수 있어야 한다. 그러면서 양보할 수 있는 부분을 찾아 대안을 제시하면 상대의 요구와 내가 할 수 있는 일 사이에 명확한 경계선을 그으면서 자신의 뜻대로 행동할 수 있게 된다.

제대로 분위기를 파악하는 것보다 더욱 중요한 것은 분위기에만 맞추지 않는 것이다. 우선 내가 먹고 싶은 음식, 가고 싶은 곳을 제시하는 것부터 시작해보자. 의외로 나를 인정해주는 경험을 할 수 있을 것이다. 그러한 경험을 반복하다 보면 그 자리의 분위기를 망가트리지 않으면서도 하고 싶은 대로 말하고 행동할 수 있을 것이다.

　주위를 너무 신경 써서 피곤해지기보다는, 눈 딱 감고 '좋은 사람' 역할을 그만두는 게 어떨까? 아래와 같은 방법으로 시작해보자.

　① 억지 웃음을 그만둔다.

　② 자신의 상황을 우선하여 일정을 잡는다.

　③ 하고 싶지 않은 일은 하지 않겠다고 주위 사람들에게 분명하게 말한다.

　④ 좋은 사람이라는 명목은 자기만족일 뿐이며 남들의 평가는 사소한 부분임을 유념한다.

습관적 사고에 휘둘리지 말자

부정적 사고 회로에 빠졌다면
ABCDE 이론

일그러진 생각이 마음을 괴롭힌다

불가피하게 야근을 하는 상황. 빨리 집에 가고 싶은 생각이
굴뚝같은데 그때 상사가 잡다한 일을 맡긴다. "자, 나머지 잘 부
탁해"라는 말만 남기고 먼저 퇴근한 상사. 이때 어떤 생각이 드
는가? '저 인간은 후배한테 일만 떠넘겨!', '나는 왜 항상 손해만
보는 거야'라는 생각에 짜증이 솟구치는가?

충분히 불쾌할 수 있는 상황이지만 이를 '늘 이런 식이야'라
며 일반화하는 것은 바람직하지 않다. 좋지 않은 일이 생겼을

때 '언제나 그랬고 앞으로도 그럴 것'이라며 안 좋은 방향으로 규정지어버리는 것은 일그러진 사고 습관이다. 이런 사고를 이어가다 보면 작은 일로도 상처를 받고 자기긍정감이나 행복감이 낮아진다.

감정적으로 결론지어버리면 더 이상 생각할 필요가 없어 그 순간에는 마음이 편할지도 모르지만 이런 버릇은 좋은 일까지 부정적으로 받아들이게 만든다. 시야를 스스로 좁혀가면서 편협한 사고를 만드는 것이다.

부정적 사고를 바로잡아줄 ABCDE 이론

이렇듯 일그러진 사고 습관을 바로잡기 위해 'ABCDE 이론'을 활용해보자. 자신의 상황이나 사실을 수긍하는 방법을 바꾸어 마음의 상태도 바꾼다는 심리상담 이론으로, 미국 임상심리학자 앨버트 엘리스 박사가 창안했으며 심리학 분야에서 그 권위를 인정받고 있다.

ABCDE는 Activating event(선행 사건: 스트레스 요인 등), Belief system(신념 체계: 사람마다 다른 수긍법), Consequence(결과: 사건에 직면했을 때의 감정이나 행동), Dispute(논박: 내면에 있는 비논리적 사고에 대한 반론), Effect(효과: 반론함으로써 초래되는 영향)의 앞글자를 모은 용어이다.

우선 사건(A)을 받아들이는 자신의 사고(B)가 합리적인지 비합리적인지 객관적으로 판단해보고 후자라면 스스로 반론한다 (D). 그리고 받아들이는 방식을 바꾸어 생각해봄으로써 나쁜 쪽으로 치우친 감정에서 벗어나고(C) 적절한 감정으로 나아간다 (E).

ABCDE 이론이란 결국 편향된 사고를 객관적으로 점검해서 교정하는 과정을 말한다. 가정환경, 교육, 성격, 가치관 등으로 형성되는 사물이나 사건을 받아들이는 방식(B)은 통상적으로 스스로 인지하지 못할 정도로 자동적으로 일어나는데, 심리학에서는 이를 '자동 사고'라 한다. 이 수긍 방식, 즉 자동 사고(B)를 의식적으로 점검하고 적절한 대안을 제시함으로써 스트레스를 크게 줄일 수 있다.

도입부에서 말한 바와 같이 '저 사람은 항상…', '나는 늘…'과 같은 패배 의식에 사로잡히기 시작한다면 잠시 호흡을 가다듬고 '정말로 그럴까?' 하고 검증해보기 바란다. 만일 자신이 비합리적으로 일반화하고 있음을 발견하게 된다면 스스로 생각을 수정하면 된다.

직장에서 일을 하다 보면 실수를 해서 의기소침해졌거나 다른 사람의 무신경한 행동에 화가 나는 상황을 종종 겪게 된다. 그럴 땐 ABCDE 이론을 활용해보자. 그 사건을 스스로 어떻게 받아들였는지 확인하고 편향된 사고가 작동했다면 적극적으로 수정하는 과정을 반복하는 사이에 합리적이고 객관적으로 사고

할 수 있다. 그런 사고 습관이 형성되면 유연하고 좌절하지 않는 강인한 마음이 자리 잡아갈 것이다.

완벽해지기를 포기한다
책임감은
70퍼센트면 충분하다

책임감이 너무 강하면 나만 괴로울 뿐

'책임감이 강하다'는 말은 대개 칭찬으로 받아들여진다. 하지만 좀 더 깊이 들여다보면 그게 당사자에게 꼭 좋은 면이라고 말하기는 어렵다. 책임감이 너무 강하면 일적으로나 개인적으로 문제가 생겼을 때 '내 탓이야', '그때 내가 이렇게 했어야 해'라며 필요 이상으로 자책하기 쉽기 때문이다. 또 자기 자신에게 긴장을 강요할 때가 많다는 뜻이므로 당연히 다른 사람에 비해 스트레스도 많고 마음이 쉽게 약해진다.

이런 자책 경향이 강한 사람의 문제점을 들자면 먼저, 늘 스스로 완벽하고자 한다는 것이다. 프레젠테이션에서 후배가 실수를 했다면 후배의 능력이 좀 부족했거나 운이 따르지 않았다고 해석하면 그만이다. '자료를 만들면서 조언을 구할 때 좀 더 내 일처럼 도와주었어야 했는데' 하고 자신의 실수로 돌릴 필요는 없다. 과도한 책임감 때문에 자신과 관계없는 일까지 어떻게든 자신의 탓으로 돌려버리는 것은 스스로 스트레스를 쌓는 행위이다.

해결책은 책임감의 범위를 좁히는 것이다. 50퍼센트만 좁혀보자. 지금까지 강한 책임감으로 주변을 살폈다면 책임감의 울타리 면적이 다른 사람의 120퍼센트는 됐을 것이다. 거기서 50퍼센트만 줄여도 70퍼센트 정도는 유지할 수 있다.

워낙 자신을 탓하는 데 익숙했으므로 너무 범위를 좁히면 주변에 폐를 끼친다고 생각할지도 모른다. 그런 경우에는 '뭐, 어때?', '이런 일도 있어야지', '괜찮아' 같은 말을 습관적으로 되뇌자. 대부분의 경우 책임감을 70퍼센트만 발휘해도 손해를 보는 사람도 그렇게 불편해하는 사람도 없다.

남들의 평가에 어떻게 반응할 것인가

책임감이 강한 사람들의 또 한 가지 문제점은 남들의 평가를 그대로 받아들인다는 것이다. 일에서 트집을 잡히면 필요 이상으로 위축되는 것은 나라는 사람 자체가 부정받는 느낌이 들어서일 것이다. 그러나 한번 생각해보자. 일과 인격, 일과 사람의 가치관은 서로 관계가 없다. 일하다가 지적을 받았다면 일의 방법을 바꾸면 되는 것이다.

남의 평가를 곧이곧대로 받아들이는 사람은 다르게 보면 남의 의견에 귀를 기울일 줄 아는 배려심이 깊은 사람이다. 사회생활을 하는 데 소중한 자질이다. 그러나 일을 하는 방법, 그에 대한 반응이나 생각은 사람마다 다르다. 당신에 대해서도 열이면 열, 사람들마다 다른 평가를 할 것이다. 다양함과 차이를 받아들이는 자세야말로 사회생활에서 중요한 덕목이다.

상사로부터 기분 나쁜 말을 들을 때마다 일일이 불쾌해한다면 끝이 없을뿐더러 타인의 의견에 좌지우지되는 자신만 괴로울 뿐이다. 한 사람의 부정적인 평가를 그대로 받아들이는 것이 아니라 우선 70퍼센트 정도만 듣고 흘려버린다는 생각으로 극복하기 바란다.

약한 관계의 힘

고민을 나눌
멘토를 만들자

직장 밖 네트워크가 필요하다

고민스럽고 우울할 때에는 마음이 통하는 친구와 식사를 하면서 속내를 털어놓자. 우울증을 예방하기 위한 방법 중 하나가 다른 사람과 대화하며 힘든 일을 털어놓는 것이다. 자기 이야기에 공감해주는 친구가 있으면 그만큼 스트레스를 줄일 수 있다. 내 이야기만 하지 말고 상대의 이야기도 들어두면 다른 관점에서 상황을 보는 방법을 알게 되고 스트레스에 대한 내성 또한 강해진다.

진지하게 내 이야기를 들어주고, 때로는 내 생각의 모순이나 불합리한 점을 짚어주는 사람이 바로 멘토다. 이런 존재가 주위에 있느냐 없느냐에 따라 스트레스를 견뎌낼 수 있는 정도도 크게 달라진다.

멘토는 직장 동료여도 괜찮지만, 다른 업계나 직종에 있어 자신과 다른 시각과 의견을 가진 사람이 더 좋다. 인생 경험이 풍부한 선배라면 더욱더 좋다.

멘토를 찾지 못했다면 가족이나 친척과 고민을 나누자. 편하게 이야기를 털어놓고 의지할 수 있는 존재는 의외로 부모님보다 큰아버지나 큰어머니일 수 있다. 자신보다 확실히 경험이 많은 가까운 존재와 마음을 터놓고 이야기하다 보면 새로운 해결책을 발견하게 될지도 모른다.

전직이나 승진, 이동 등 경력 때문에 고민될 때는 '약한 관계(weak ties)'가 당신을 도와줄 것이다. 약한 관계는 미국의 사회학자 마크 그라노베터가 1983년에 제창한 사회연결망 이론으로, '아주 가끔 만나지만 신뢰할 수 있는 사람과의 가늘지만 오래가는 관계'를 의미한다. 약한 유대를 가진 '평소에는 가까이 지내지 못하지만 신뢰할 수 있는 존재'는 어떤 지식이나 기술보다 값진 자산이다. 이런 관계를 넓게 쌓으면 다양한 관점에서 사안을 인지할 수 있기 때문이다. 고민이 있을 때 상담할 수 있는 약한 관계를 얼마나 가졌느냐에 따라 커리어와 관련된 스트레스

지수가 크게 달라진다.

고민이나 스트레스에 짓눌리고 있다면 혼자 짊어지려고 하지 말고 직장 밖의 멘토나 약한 관계에 의지하자. 최근에는 페이스북 등 SNS가 널리 이용되고 있으므로 여러 해 만나지 않은 친구나 지인에게도 인사를 건넬 수 있다. 실제로 만날 수 있다면 더 좋겠지만, 인터넷상에서라도 잡담이나 상담을 하다 보면 마음이 편해질 뿐 아니라 시야도 확장되어 굳어 있던 사고와 가치관을 되짚어볼 수 있을 것이다.

항상 같은 사람들끼리 빈번히 만나면서 관계를 강화하다 보면 술 마시는 게 목적인 모임이 되어버리는 경우도 의외로 많다. 또 관계에 흥미를 잃은 후에도 거절하지 못해 억지로 모임에 참가해야 한다면 오히려 스트레스 지수가 높아질 수 있다.

평소에 모임이나 강연 등 다양한 업계나 직종의 사람과 교류할 수 있는 곳을 찾아두고 직장 밖 네트워크를 만들어두자. 그리고 SNS 등을 이용해 적당히 거리를 두면서도 좋은 관계를 유지하자.

몸을 움직이면 마음도 따라 움직인다

도무지 의욕이
생기지 않을 때

작업 흥분 이용하기

해야 할 일은 산더미처럼 쌓였는데 의욕이 생기지 않고 의지가 점점 시들해져 답답했던 경험이 누구에게나 있을 것이다. 일단 의욕 상실 모드에 돌입하면 시간이 더디게 흘러가고 나른하고 졸리기만 하다. 무기력한 태도는 주위에도 영향을 미치므로 여간 곤란하지 않다.

그처럼 의지가 솟지 않을 때 가장 효과적인 해결책은 일단 움직여보는 것이다. 공부이든 일이든 일단 억지로 시작하면 그 과정에서 기분도 나아지고 작업에 몰두하게 되는 경우가 많다. 이 현상에 독일의 정신의학자 에밀 크레펠이 '작업 흥분'이라고 최초로 이름 붙였다. 작업 흥분이 일어나는 이유는 억지로라도 작업을 시작하면 뇌의 측좌핵에 자극을 주어 동기를 부여하는 도파민이 분비되기 때문이라고 한다.

키 액션으로 의지를 끌어올리자

무작정 해볼 힘도 없다면? 그럴 때는 정말 해야 하는 일을 바로 시작하지 말고 아주 사소한 일을 하나 하는 것으로 목표를 축소해보자. 작업을 시작하기 전 책상에 앉기, 서류 꺼내기, 컴퓨터 켜기, 키보드로 한 글자 찍어보기 등 아주 사소한 일부터 처리해 나가기만 해도 뇌는 조금씩 자극을 받는다.

단순히 몸을 움직이기만 해도 뇌를 자극할 수 있으므로 앉은 자리에서 손발을 움직이거나 사무실 안을 가볍게 오가기만 해도 충분하다. 그런 특정한 동작을 동기를 유발하기 위한 '키 액션(key action)'으로 설정해두는 것도 좋다. 키 액션이란 집중력이 필요한 작업에 돌입할 때 심신을 안정시키고 집중력을 높이기 위해 행하는 정해진 동작을 말한다. 스포츠 세계에서 말하는 '루틴(routine)'과 같은 의미로, 야구선수가 타석에 들어갈 때 습관처럼 취하는 특유의 동작 등을 예로 들 수 있다.

무언가 작업을 시작할 때 가볍게 주먹을 쥐거나 손바닥을 치면서 의지를 다지거나 허리를 쭉 펴고 가볍게 숨을 내뱉어보는 등 간단한 동작을 자신의 키 액션으로 정해 집중 모드에 들어가는 징검다리로 활용하자. 그리고 습관처럼 반복하자. 그러면 그 동작을 뇌에서 기억하게 되므로 의지를 끌어올리기가 한층 쉬워질 것이다.

현명한 동기유발법

스스로 원하는
목표를 세우는 법

목표 설정에도 요령이 필요하다

의지가 생기지 않는 상태를 벗어나기 위해서는 기본적으로 무엇 때문에 의욕이 생겨야 하는지 목표 설정 단계부터 점검해보는 것도 효과적이다. 작업 하나하나의 목표를 가시화하는 것이다.

평소에 작업마다 구체적으로 목표를 세우고 간단하게 포스트잇에 적어 컴퓨터 가장자리 등 눈에 띄는 곳에 붙여놓는 게 좋은 방법이다.

심리학자 로크가 1968년에 제창한 '목표 설정 이론'에 의하면 목표를 정하기 위해 두 가지 요소가 필요하다. 하나는 '적절한 곤란'이다. 얼마만큼의 노력과 연구가 필요한가, 즉 목표 달성이 어느 정도로 어려운가에 관한 것이다. 다른 하나는 '과정의 명확성'인데, 목표를 달성하기 위해 무엇을 어떻게 해야 하는지 그 순서를 명확히 해야 함을 가리킨다.

조금 어려워 보이긴 하지만 달성해가는 과정과 수단이 명확한 목표야말로 동기를 끌어내는 데 가장 적합하다는 것이다. 금방 처리할 수 있는 간단한 일이나, 방법을 하나하나 찾아야 하는 복잡한 일에는 크게 동기부여가 되지 않는다는 점을 생각해보면 쉽게 이해할 수 있을 것이다.

목표는 스스로 정해야 한다

또 한 가지 중요한 것은 스스로 정한 목표여야 한다는 점이다. 외부에서 주어진 목표보다 자신의 의도나 관심, 능력에 맞추어 설정한 목표가 훨씬 동기부여가 된다. 누구에게나 자기효능감을 가지고 싶은 마음이 있기 때문이다. 자발적으로 목표를 설정함으로써 실패하고 싶지 않다는 마음과 능력을 더욱 살리고 싶다는 의지가 높아져서 효과적으로 의욕을 일으키는 것이다.

부분 목표나 할당량 등이 이미 설정되어 있는 경우에도 달성하는 과정을 고민하거나 큰 목표 안에서 자기만의 목표를 따로 정한다면 의욕을 더 높일 수 있다.

　우선 '조금 어렵지만 이렇게 하면 가능하겠군' 하고 도전해 볼 만한 목표를 세워보기 바란다. 그리고 포스트잇 등에 적어 눈에 보이는 곳에 붙여두고 수시로 확인하며 그 목표를 달성해 가자.

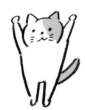

활력과 작업 효율을 높이는 기술

게임처럼
일을 처리하자

'미션 클리어'를 위해

일을 할 때 게임을 하는 듯한 태도로 임하면 훨씬 즐겁고 가벼운 마음으로 업무를 처리할 수 있다. 예를 들어 게임을 하듯 자신에게 주어진 '미션(목표)'을 '룰(제한)'에 따라 단계적으로 '클리어'하는 공략법을 세우는 것이다. '이 일은 한 시간 안에 끝낼 수 있을 것 같아. 그러려면 우선 10분 안에 이걸 하고 다음 15분 동안 저걸 하고…' 하는 식으로 계획을 짜는 것이다.

이렇게 하나하나 '미션'을 착실하게 달성해가면 자연스레 자기효능감이 높아진다. 여기에서 중요한 것은 과제를 달성했을 때 받을 보상도 설정해두어야 한다는 점이다. 대부분의 게임에서 미션을 수행하면 아이템을 받는 것과 마찬가지다. 보상은 의욕을 높이는 데 중요한 역할을 한다. 인간의 뇌는 보상을 얻으면 도파민이 분비되어 더욱 의지가 높아지도록 설계되어 있기 때문이다. 보상은 어떤 것이든 상관없다. '이 서류를 완성하면 제일 좋아하는 초콜릿을 먹자', '이 건이 잘 처리되면 좋아하는 영화를 보러 가야지' 등과 같이 자신의 성취 동기를 높일 수 있는 것이면 무엇이든 좋다.

성취감을 보상으로

특히 추천하고 싶은 보상은 성취감 그 자체이다. 각각의 일을 완수했을 때 희열이나 상쾌함, 자기효능감은 그대로 뇌에 보상으로 기억된다. 스스로 성취감을 느끼는 건 특별히 시간이 걸리는 일도 아니고 앉은 자리에서 자신에게 바로 줄 수 있는 보상이다. 단기적으로나 장기적으로 일의 성과를 높일 수 있는 가장 현명한 보상이다.

시간 제한을 활용하면 어떤 작업이건 게임처럼 할 수 있으며 더 쉽게 성취감을 얻을 수 있다. 스톱워치 또는 스마트폰 타이머만 있으면 할 수 있다.

한 가지 작업을 끝내는 시간을 스톱워치로 측정해보자. 서류

작성에 30분 걸렸다면 다음에 비슷한 형식의 서류를 작성할 때는 25분만에 해내는 것을 목표로 해보자. 그다음에는 20분으로 단축해본다. 이런 식으로 작업에 필요한 시간을 점점 줄여 자기만의 최고 기록을 갱신하는 데 도전하는 것이다. 단순해 보이지만 이런 경험을 계속해가면 성취감이라는 보상이 점점 축적된다.

이와 관련하여 '포모도로 테크닉(Pomodoro Technique)'을 소개하고 싶다. 하나의 일을 수행하기 위해 '25분 집중 → 5분 휴식'이라는 흐름을 반복하는 시간 관리 방법이다. 25분 사이에 집중력이 떨어지거나 급한 용무가 생겨 작업이 중단되면 '게임 오버'이다. 이것도 하나의 작업에 시간 제한을 두는 방법으로 일을 게임처럼 할 수 있다. 느릿느릿 산만하게 작업할 때보다 훨씬 높은 집중력을 유지할 수 있으며 수시로 휴식을 취할 수 있으므로 뇌에 피로도 덜 쌓여 높은 성과를 유지할 수 있다. 포모도로 테크닉은 스마트폰 무료 애플리케이션으로도 나와 있으니 활용해보기 바란다.

chapter 2
스트레스를 이기는 마음의 과학

일하는 여성의 가장 큰 적, 스트레스. 하지만 괜찮다. 과학적으로 입증된 수
많은 스트레스 해소법이 당신을 마음의 피로에서 벗어나게 해줄 것이다.

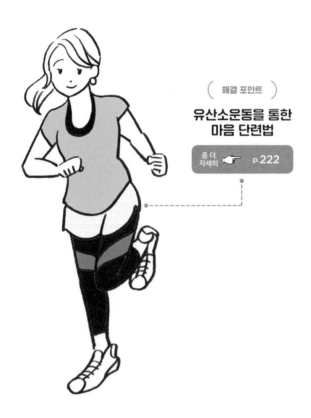

해결 포인트

**유산소운동을 통한
마음 단련법**

좀 더
자세히 ☞ p.222

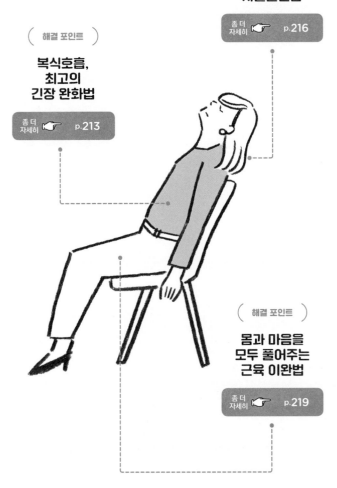

(해결 포인트)

**자율신경을
조절하는
자율훈련법**

좀 더
자세히　☞　p.216

(해결 포인트)

**복식호흡,
최고의
긴장 완화법**

좀 더
자세히　☞　p.213

(해결 포인트)

**몸과 마음을
모두 풀어주는
근육 이완법**

좀 더
자세히　☞　p.219

세로토닌이 필요해!
심신을 안정시키는 네 가지 방법

긴장 완화의 열쇠는 세로토닌

프레젠테이션이나 회의 직전에 호흡은 얕아지고 식은땀이 흐르고 심장이 두근거린 적이 있는가? 이는 긴장했을 때 뇌에서 분비되는 호르몬의 작용 때문이다.

스트레스를 받으면 뇌에서 흥분계 호르몬이 다량 분비되고 몸도 긴장 상태로 넘어간다. 그 상태가 이어지면 자율신경의 균형이 무너져 가슴이 두근거리고 숨이 가빠지며 설사 등의 증상이 나타나기도 한다. 긴장 상태가 만성적으로 지속되면 뇌에도 몸에도 좋지 않다.

긴장 상태를 완화하려면 세로토닌이 필요하다. 세로토닌은 마음을 안정시키는 작용을 한다. 세로토닌이 부족하면 우울해지기 쉬워서 우울증에는 세로토닌을 증가시키는 약이 처방된다. 약물에 의존하지 않고 일상생활에서 세로토닌 분비를 증가시키는 방법 네 가지는 다음과 같다.

① 햇빛 쬐기

아침에 일어나면 커튼을 열어 햇살을 받고, 낮에 산책을 한다.

② 운동

산책, 조깅, 스쿼트, 계단 오르내리기, 노래 부르기, 가볍게 껌 씹기 등 일정한 리듬으로 할 수 있는 간단한 동작을 5~30분 지속한다.

③ 식사

트립토판이 포함된 식품(대두 제품, 유제품 등), 비타민B6를 함유한 식품(참치, 다랑어), 탄수화물 섭취하기. 이 모든 성분을 함유한 바나나, 요구르트를 특히 추천한다.

④ 스킨십

연인, 친구, 반려동물 등 신뢰하는 대상과 자주 스킨십을 한다.

평소에 세로토닌 분비를 늘리는 습관을 들여 몸과 마음의 안정을 유지하는 데 주의를 기울이자.

깊은 호흡으로 편안함을 유지하자
복식호흡, 긴장을 푸는
최고의 비법

구체적인 복식호흡 방법

복부를 사용해 크고 깊게 천천히 숨을 쉬는 복식호흡은 불안이나 긴장을 풀어주고 마음을 진정시키는 효과가 있다.

날마다 빡빡한 일정에 쫓기다 보면 흥분 상태를 주관하는 교감신경이 계속 우위에 있게 되기 때문에 자연스레 호흡이 얕아져 뇌에 산소가 부족해진다. 복식호흡으로 뇌에 산소를 공급하면 안정 상태를 주관하는 부교감신경이 우위에 서고 세로토닌 분비가 늘어 마음을 진정시킬 수 있다.

실제로 복식호흡으로 불안장애나 우울증의 증세를 경감하는데 성공한 사람이나 스트레스로 인한 과식이나 불면 등의 증상을 완화하는 데 성공한 사례도 많다.

복식호흡을 할 때 유의할 점은 다음과 같다.

① 체내의 숨을 전부 천천히 토해낸 다음 다시 천천히 코로 들이마실 것
② 들이마시는 숨보다 내쉬는 숨을 두 배 이상 길게 할 것

이 두 가지에 집중해 복식호흡을 이어가면 진정 효과를 느낄 수 있다. 잘해야 한다는 생각에 너무 호흡에 몰입하거나 긴장해서 몸에 힘이 들어가면 오히려 숨을 제대로 쉬지 못해 괴로워진다. 어디까지나 조용히, 그리고 천천히 무리하지 않는 범위에서 편하게 하면 된다. 기본적인 복식호흡에 어느 정도 익숙해졌다면 다음의 방법도 한번 시도해보자.

① 4/4박자로 구성된 편안한 음악에 맞추어 한 소절(약 4초) 동안 천천히 코로 숨을 뱃속 깊이 들이마신다.
② 한 소절(약 4초) 동안 숨을 멈춘다.
③ 두 소절(약 8초) 동안 조용히 입으로 가늘고 길게 숨을 내쉰다.

익숙해졌다면 각 단계의 길이를 두 배로 늘려가 보자. 숨을 두 소절 동안 들이마시고, 두 소절 동안 멈춘 뒤 다시 네 소절 동안 내뱉는 것을 목표로 말이다.

이미지 요법을 활용하면 더욱 효과가 높아진다. 골칫거리가 생겨 속이 답답하거나 고민거리가 있어 정신이 산만하다면 호흡을 '후우' 하고 토해내면서 잡념이나 불안, 분노의 감정이 함께 빠져나가는 장면을 떠올려보기 바란다. 들이마실 때는 눈을 감으면서 숲에서 신선한 공기를 온몸으로 받는 모습을 상상해도 좋다.

체내, 특히 복부 안쪽에 정신을 집중하면서 호흡해도 효과가 있다. 우리는 평소에 몸의 보이는 부분에 관해서는 살이 쪘다, 피부가 거칠다, 머리카락이 자랐다 등의 판단을 하지만, 안쪽의 보이지 않는 부분에는 집중하는 일이 거의 없다. 복식호흡을 하는 동안 몸 안쪽의 내장이나 혈류, 뼈 등을 떠올리며 어루만지는 느낌을 가져보자.

이렇듯 느리고 깊은 호흡을 통해 분노와 놀람, 두려움 같은 신경의 흥분 상태를 완화할 수 있다. 중요한 상담이나 프레젠테이션 등을 앞두었을 때에는 숨을 깊이 쉬면서 마음을 가다듬자.

의식적으로 자율신경의 균형을 맞추자

불필요한 힘을 빼는 자율훈련법

언어 최면을 통한 휴식법

독일의 정신과 의사 슐츠 박사가 개발한 자율훈련법(Autogene Training)은 언어적 암시(최면)를 사용해 마음을 진정시킨다. 임상적으로도 널리 인정받고 있는 이 방법은 마음속으로 단어를 복창하면서 호흡을 안정시켜 고의적으로 부교감신경의 작용을 높인다. 그러면 스트레스로 인한 몸과 마음의 긴장이 풀어지고 근육이 이완하며 심박수가 떨어진다. 더운 날에는 청량감을 느낄수 있으며 추울 때에는 거꾸로 따뜻해지는 효과가 있어 긴장감이나 불안감, 억울함이 사라진다고 한다.

자율훈련법에 들어가기 전에 우선 자세를 바로 한다. 시계나 액세서리, 벨트 등은 풀고 손을 무릎에 얹은 채 다리는 어깨너비 정도로 벌려 몸에서 힘을 뺀다. 천장을 보고 누워서 해도 같은 효과를 얻을 수 있으나 그 경우에도 불필요한 힘이 들어가지 않도록 다리를 어깨너비 정도로 벌려주어야 한다.

그런 다음, 마음속으로 '마음이 편안하다'라고 3~5회 반복한다. 이어서 '두 팔이 무겁다'라고 천천히 소리내어 말한 후 실제로 두 팔이 풀어져 무겁게 느껴질 때까지 60~90초 정도 기다린다. 무겁다는 감각이 전해진다면 '두 팔과 다리가 따뜻하고 무겁다'는 말로 팔다리에 암시를 건다. 그리고 마지막으로 천천히 일어나 손을 앞으로 뻗으면서 주먹을 쥐었다 펴기를 반복한다. 그대로 손을 천장으로 뻗어 무거운 감각을 털어버리듯 기지개를 켠다.

기본적으로는 위와 같은 방법으로 실시하되 '심장이 규칙적으로 뛴다', '편하게 숨을 쉬고 있다', '배가 따뜻하다', '이마가 상쾌하다' 등의 말로 암시 횟수를 늘리면 몸의 긴장이 풀어지고 편안해진다.

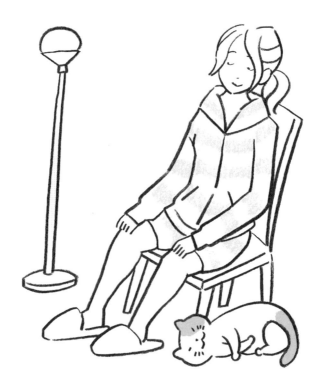

※자율훈련법 후에는 졸릴 수 있으므로 바로 운전하면 위험하다. 졸음을 느낀다면 잠시
  수면을 취하자.

긴장과 이완의 조화

굳어버린 마음을
풀어주는 근이완법

근육을 풀어 마음을 안정시키는 방법

불안, 긴장, 분노 등의 부정적인 감정이 마음에 소용돌이치면 다른 일을 생각하지 못하거나 눈앞의 일에 집중하기 어렵다. 이는 마음이 딱딱하게 굳어버렸을 때 나타나는 현상이다. 내버려두면 우울증 등으로 이어질 수도 있다.

이럴 때는 근이완법을 실시해보자. 근이완법이란 딱딱해진 근육을 일부러 긴장시킨 후 힘을 빼서 느슨하게 만드는 것이다. 몸과 마음은 이어져 있으므로 의식적으로 근육을 풀어주면 마음도 편해진다. 근이완법은 1920년대 전반, 미국 의사이자 생리학자인 에드먼드 제이콥슨이 개발한 이후 행동요법 분야에서 폭넓게 활용되고 있다.

우선 의자에 앉아 앞을 보고 스키 직활강을 하는 것처럼 양어깨를 모은다. 자세가 잡혔다면 주먹을 쥐어 전신에 힘을 준다. 4~8초간 숨을 멈추고 이 자세를 유지한다. 다음으로 멈추었던 숨을 토해내면서 온몸의 힘을 한 번에 뺀다. 등받이에 털썩 기대어도 좋다. 그리고 몸을 늘어트린 채 입을 열어 힘을 빼고 기분 좋게 조는 것 같은 자세로 수십 초 동안 천천히 복식호흡을 한다.

힘을 너무 빼서 졸릴 염려가 있으므로 일을 해야 하거나 운전을 앞둔 상황이라면 의자에서 일어나 "아자!" 하고 소리를 내며 팔을 앞으로 수차례 뻗어주면서 기운을 차리자.

이 동작을 통해 긴장과 이완이 제대로 반복하게 되면 울렁증을 막을 수 있다. 중요한 프레젠테이션을 앞두고 긴장된다면 직전에 화장실에서 한번 시도해보기 바란다.

몸을 움직여 마음을 풀어주는 긴장 완화법

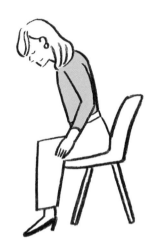

1 앞을 보고 의자에 앉아서 양팔을 몸에 붙인다. 두 손은 주먹을 쥐고 몸에 힘을 세게 준다. 4~8초 동안 숨을 멈추고 그대로 자세를 유지한다.

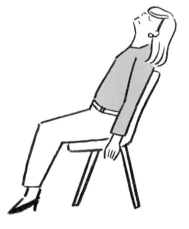

2 멈춘 숨을 한 번에 토해내면서 온몸에서 힘을 뺀다. 의자 등받이에 몸을 기대고 늘어진 상태로 수십 초 동안 복식호흡을 한다. ❶과 ❷ 동작을 2~3회 반복한다.

일석삼조 스트레스 해소법
운동으로 다지는
강철 멘탈

좌절하지 않는 강한 마음은 운동으로 만든다

상사의 영혼 없는 한마디에 상처받고 거래처로부터 실수를 추궁당하고 중요한 프레젠테이션을 제대로 하지 못하는 등 직장생활에는 언제나 실패와 좌절이 따라다닌다. 어떻게 하면 그런 상황을 이겨낼 수 있는 강한 멘탈을 장착할 수 있을까? 그 힌트가 되는 재미난 실험 결과가 있다.

일리노이대학교의 디맨슨 박사 연구팀은 평소에 꾸준히 운동을 하는 사람과 그렇지 않은 사람이 실수했을 때 어떻게 반응하는지 조사해서 양쪽의 뇌파에 차이가 있음을 발견했다. 그 뇌파란 '젠장!' 하고 느끼는 순간 나오는 부정적인 감정의 뇌파 'ERN'과 '다음에는 더 잘하자' 하고 다짐할 때 나오는 긍정적인 감정의 뇌파 'Pe'이다. 실험에서는 평소에 운동하는 사람은 ERN이 약하고 Pe가 강하게 나타나는 경향을 보이며 운동 습관이 없는 사람은 ERN이 강하게 나타나는 경향을 보였다. 즉 평소에 운동하는 사람의 뇌가 긍정적이고 회복탄력성이 높다는 사실이 드러난 것이다.

운동에는 우울증 예방 효과도 있다. 운동을 하면 노르아드레날린, 세로토닌, 도파민 등의 호르몬 분비가 증가한다. 노르아드레날린은 뇌를 각성시키고 우울감 때문에 떨어지기 쉬운 자존감을 회복시킨다. 세로토닌 역시 자존감 유지를 위해 빼놓을 수 없는 호르몬으로, 기분이나 충동을 조절하고 스트레스 호르몬인 코르티솔을 중화한다. 도파민은 긍정적인 자세를 만들며 행복감을 늘리고 의욕과 집중력을 높인다.

따라서 강철 멘탈을 단시간 내에 만드는 가장 쉽고 효율적인 방법은 운동을 습관적으로 하는 것이다.

멘탈 관리에 가장 좋은 운동은 유산소운동

운동으로 몸에 적절한 부하가 걸리면 뇌에도 변화가 일어난다. 근육을 만들기 위해서는 일단 근섬유를 찢은 후에 쉬게 해야 하는 것처럼 뇌의 뉴런도 회복의 메커니즘이 존재한다.

뇌를 단련하는 데 특히 효과적인 방법은 걷기, 조깅, 수영, 에어로빅 등 유산소운동이다. 2부에서 언급한 것처럼 유산소운동을 하면 뇌 내의 BDNF의 분비량이 증가한다고 알려져 있다 (p.180).

유산소운동은 스트레스를 발산하고 우울감이나 인지장애를 예방한다. 평소에 운동으로 스트레스를 풀어주면 다시 스트레스를 받아도 누적된 스트레스가 없어서 스트레스 호르몬이 과도하게 분비되지 않으므로 웬만한 스트레스에는 끄떡없게 되는 것이다.

물론 몸에 주는 효과도 크다. 체내의 당질이나 지방이 산소와 함께 소비되므로 다이어트 효과를 기대할 수 있다. 심폐기능이 강화되고 혈액 순환·대사 개선에 도움을 주며 고지혈증, 고혈압, 당뇨병 등의 예방 및 치료 효과도 있다고 한다. 유산소운동을 하면 몸과 뇌, 마음 모두 단련할 수 있으므로 일석삼조인 셈이다.

운동을 할 수 없을 만큼 멘탈이 약해졌을 때

어떤 일로 하염없이 고민에 빠져 멘탈이 약해졌을 때에는 일단 몸을 움직이자. 손쉽게 할 수 있는 단순한 작업으로도 충분하다. 단순 작업을 시작하면 점점 그 작업에 몰두하게 되어 집중하게 된다. 한 가지 일에 사로잡혀 끙끙대고 있다면 자신만의 기억에 휘둘리고 있다는 뜻이다. 몸을 움직여 강제적으로 다른 작업에 집중해야 그 상태에서 빠져나올 수 있다.

조깅이나 청소, 설거지, 샤워 등 몸을 움직이는 단순 작업을 할 때 신나는 음악을 틀어놓으면 더욱 좋다. 복식호흡을 하거나 스트레칭을 해도 좋다. 이 동작들은 부교감신경의 스위치를 켜 주기 때문이다. 초조해서 안절부절못하거나 고민을 끌어안고 있을 때야말로 깊은 호흡과 의식적인 느린 동작이 필요한 때이 다. 자세 바로 하기, 느리게 걷기, 천천히 이야기하기, 식사 길게 하기 등으로 마음의 안정을 찾자.

chapter 3
외부 공격으로부터 마음 지키기

감정은 마음먹기에 달렸다고? 천만의 말씀이다. 몸 컨디션과 호르몬에 끌려다니다 보면 도저히 감정을 제어할 수 없는 상황에 처하기도 한다. 바로 그럴 때 실천할 수 있는 간단하지만 유용한 방법을 알아보자.

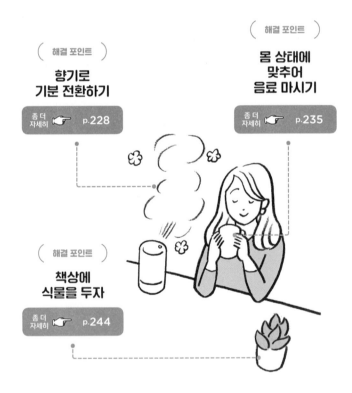

(해결 포인트)
**향기로
기분 전환하기**

좀 더
자세히 ☞ p.228

(해결 포인트)
**몸 상태에
맞추어
음료 마시기**

좀 더
자세히 ☞ p.235

(해결 포인트)
**책상에
식물을 두자**

좀 더
자세히 ☞ p.244

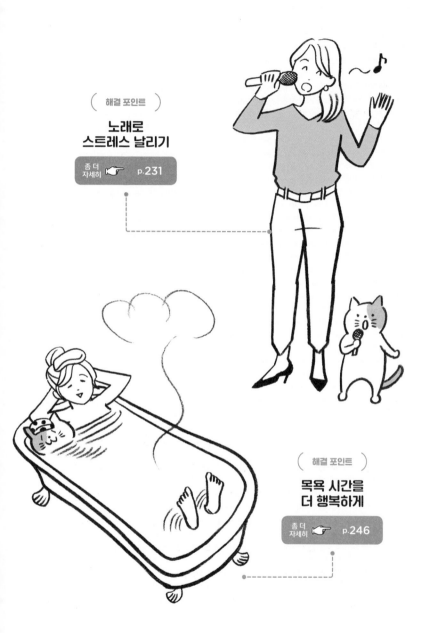

(해결 포인트)

**노래로
스트레스 날리기**

좀 더
자세히 👉 p.231

(해결 포인트)

**목욕 시간을
더 행복하게**

좀 더
자세히 👉 p.246

마음에 드는 향을 늘 가까이

감정 정리를 돕는 향기 활용법

감정에 바로 작용하는 후각

어지러운 감정을 정리하고 싶다면 향기가 효과적이다. 오감 중에서 유일하게 후각만 대뇌변연계에 직접 작용하기 때문이다.

뇌에는 감정을 조절하는 대뇌변연계와 사고와 언어를 관할하는 대뇌신피질이 있다. 시각이나 촉각 등 다른 감각은 시상하부를 거쳐 대뇌신피질로 갔다가 대뇌변연계에 도달하는 데 반해, 후각은 대뇌변연계에 직접 연결되어 있다.

밤하늘에 가득한 별을 올려다볼 때면 대뇌신피질이 '밤하늘에 빛나는 수많은 별'을 인식한 결과 '예쁘다'라는 감정이 생기지만, 꽃향기를 맡은 때에는 후각이 대뇌변연계에 직접 도달하므로 생각하기 전에 먼저 감정이 올라온다. 이러한 정보 전달 시스템 때문에 좋아하는 향이나 냄새를 맡으면 즉각적으로 마음이 편해지고 밝아지는 것이다. 그래서 짜증이 가라앉지 않거나 우울한 기분이 회복되지 않을 때에는 후각을 자극하는 것이 가장 쉽고도 효과적인 수단이다.

아로마오일이나 향, 향수를 적극적으로 이용해보자. 직장에서 아로마를 사용하기 어려울 때는 라벤더나 타임을 심은 작은

변화가 필요할 땐 이런 향을 맡아보자	
행복감	클라이세이지, 재스민, 장미, 린덴
휴식	편백, 제라늄, 로즈우드, 유향, 베르가못, 장미
자신감 회복	백단향, 파출리, 재스민, 일랑일랑
생기 회복	자몽, 사이프러스, 주니퍼, 티트리, 레몬그라스
심신의 안정	카모마일, 네롤리, 마조람, 라벤더, 오렌지
기억력, 집중력 향상	페퍼민트, 레몬, 로즈마리, 유칼립투스

화분을 책상에 올려 두거나 손수건에 아로마오일을 한 방울 떨어트려서 가지고 다녀도 좋다. 최근에는 자동차나 건물 안에서 아로마 향을 발산하는 장치도 개발되고 있다. 또한 삼림욕이 마음을 편안하게 하는 효과가 있다는 것은 과학적으로도 입증되었다. 마음을 즐겁게 해주는 향으로 기분을 전환하면서 쾌적한 일상을 만들어가길 바란다.

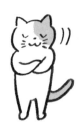

꽁꽁 묶인 마음을 풀어놓자

노래로
마음 정화하기

감정 해방과 카타르시스

울고 싶을 때, 울적할 때 노래를 듣거나 부르면 기분이 나아진 경험이 있는가? 바로 마음 정화작용인 '카타르시스' 효과 덕분이다.

카타르시스란 원래 몸속 정화를 의미하는 그리스어이다. 철학자 아리스토텔레스가 비극의 효용을 설명하는 데 사용하면서 심리학적 용어로 자리 잡게 되었다. 그의 저서 『시학』에는 "비극이 관객의 마음에 공포와 연민을 불러일으켜 정신을 정화한다"고 쓰여 있다. 심리학적으로는 '억압받고 있는 감정을 자유롭게 표출함으로써 심적 긴장을 완화하는 방법'을 가리킨다. 일반적으로는 '마음속 응어리가 어떤 계기로 한 번에 해소되는 것'을 뜻한다.

노래방에 가서 노래를 불렀던 때를 떠올려보자. 큰 소리를 내면서 속이 뻥 뚫리는 것 같은 느낌을 받고 평소에 못 했던 자기표현을 하면서 피로와 걱정이 말끔하게 씻기는 것 같지 않았는가? 좋아함, 눈물, 두근거림, 고마움 등 일상적으로는 좀처럼 입 밖에 내기 어려운 감정이 무수히 들어 있는 노랫말을 읊으면서 응어리졌던 감정이 해방되어 후련해지는 것이다.

노래는 호흡법의 관점에서도 장점을 가진다. 평소에는 1분에 15~20회 정도 호흡하다가 노래를 하면 1분에 10회 정도 호흡하게 된다. 호흡이 여유롭고 깊어지는 것이다. 그러면 베타엔돌핀 같은 '행복 호르몬'이나 도파민 같은 '쾌락 호르몬'이 분비되어 자연스레 기분이 좋아진다.

지금은 혼자 노래방에 가는 사람도 많고 인터넷이나 스마트폰 애플리케이션을 이용해 어디서나 노래방 기분을 낼 수 있다. 노래를 못해서 노래방을 꺼렸던 사람도 집에서 편하게 노래하면서 마음을 정화해보자.

먼저 웃으면 즐거워진다

미소의
놀라운 힘

기뻐서 웃는 게 아니라 웃어서 기쁜 것

일에 쫓겨 여유 없이 살다 보니 인상이 찌푸려지기 일쑤다. 즐거워야 웃고 기뻐야 미소지을 수 있다고 생각하는 건 당연하다. 하지만 미간에 주름 만들며 일한들 성과가 올라가는 것도 아니다.

그런데 최근 독일 오토 폰 귀릭케 마그데부르크대학교의 뮌테 박사 연구팀은 젓가락을 사용한 실험에서 '웃을 때와 비슷한 표정을 만들면 도파민 신경 활동이 바뀐다'는 점을 발견했다.

젓가락을 앞으로 길게 나오도록 물면 고통스러운 표정이 되고, 가로로 길게 눕혀 물면 웃는 얼굴과 비슷하게 근육이 움직여 미소짓는 것처럼 보인다. 도파민 활동이 활발해지는 건 젓가락을 가로로 문 경우였다. 도파민은 뇌의 보상계에 쾌락을 느끼게 하여 즐거움이라는 감정을 부여하는 신경전달물질이다. 이 실험 결과로 즐거우니까 웃는 것일 뿐 아니라 억지로 웃어도 즐거워질 수 있음이 밝혀졌다.

같은 연구에서 젓가락을 가로로 물게 하고 몇 가지 단어를 보여주며 '즐겁다'와 '슬프다' 중 한쪽의 감정을 택하는 실험도 진행했다. 그 결과 즐거운 단어를 인식하는 데 걸리는 시간이 슬픈 단어를 인식하는 시간보다 짧아졌다는 사실도 밝혀냈다. 미소는 기쁨을 끌어내는 능력 또한 높여주는 것이다.

얼굴의 표정에 따라 감정이 변하기도 한다. 바빠서 초조할 때, 이유 없이 화가 날 때 의식적으로 웃는 얼굴을 만들어보자. 억지스러운 웃음이라도 지어보면 마음에 여유가 생기고 일의 성과도 자연스레 높아질 것이다.

효과적인 음료 활용법
차 한 잔도
야무지게 마시기

식사 사이, 차 한 잔으로 영양 보충

음료는 다른 음식에 비해 손쉽게 섭취할 수 있는 영양 공급원이다. 씹을 필요 없이 한순간에 식도를 통과하고, 소화·흡수에 걸리는 시간도 5분 전후로 상당히 짧아 빠르게 영양분을 공급할 수 있다. 물에 녹는 영양소는 소장이 아니라 위에서 바로 체내로 흡수되므로 소화 시간이 짧은 것이다. 물론 건강을 위해서는 제대로 식사를 해야 하지만 책상에서 일하면서 가볍게 섭취할 수 있는 음료를 잘 활용하면 바쁜 업무 속에서 적절한 도움을 받을 수 있다. 여기에서는 사무실에서 잠깐 쉴 때나 아침에 일어나 마시기 좋은 음료를 몇 가지 소개하겠다.

○ 커피

커피에 든 카페인은 교감신경을 우위에 세우는 힘을 가졌으므로 졸음을 깨고 싶거나 집중력을 높이고 활력을 찾고 싶을 때 마시자. 단, 카페인을 과하게 섭취하면 수면의 질이 떨어지므로 주의하기 바란다. 취침하기 7시간 전부터는 마시지 않도록 하자.

○ 탄산수

위장을 보호해준다. 과하게 섭취하면 피로의 원인이 되는 당류나 카페인이 들어 있지 않으므로 피로가 쌓였을 때나 식욕이 없을 때 마시면 좋다. 단지 너무 마시면 배가 더부룩해져서 필요한 만큼 식사를 하지 못할 수 있으므로 식사 전이나 식사 중간에는 100~200ml(한 컵) 정도만 마시자. 체온 저하를 억제한다는 연구 결과도 있어 냉증 개선 효과도 기대할 수 있다.

○ 따뜻한 물

위장 활동을 활성화하고 몸을 따뜻하게 한다. 아침에 일어나서 따뜻한 물을 마시면 자는 동안에 빠져나간 수분이 보충되면서 혈액 순환이 좋아진다. 그러면 노폐물 배출이 촉진되어 신진대사도 원활해진다. 소화 촉진 및 변비 해소 효과도 있으므로 다이어트에도 도움이 된다.

○ 오렌지주스(과즙 100퍼센트)

피로 회복에 효과적인 구연산이나 비타민C가 풍부하게 들어 있어 에너지를 충전하고 싶을 때 마시면 좋다. 또 오렌지 향을 맡으면 마음이 진정되는 효과도 볼 수 있다.

○ 우유

비타민B군이나 칼슘, 철, 단백질 등 많은 영양소가 골고루 들어 있다. 위 활동을 촉진한다.

○ 녹차

카테킨과 폴리페놀이 풍부하게 함유되어 항산화작용, 항균작용이 뛰어나므로 노화나 질병 예방에 도움을 준다. 충치나 구취 예방, 다이어트에도 좋다. 단 카페인이 들어 있으므로 많이 마시지 않도록 주의하자.

어느 때나 사용할 수 있는 리셋 비결

잠깐 쉬는 시간에는 걷기 명상

몸을 사용해 기분 전환하기

일하다가 집중력이 바닥났거나 일이 손에 잡히지 않을 때는 일단 몸을 움직여 몸과 마음을 리셋하자. 걷거나 스트레칭 등 가벼운 움직임만으로도 강제로 몸에 집중하게 되므로 기분을 전환할 수 있다.

잡념을 없애고 뇌를 리셋하고 싶을 때는 걷기 명상을 추천한다. 마음챙김의 일종으로 알려진 방법이다. 아주 간단해서 때와 장소를 가리지 않고 할 수 있다.

걷기 명상을 할 때에는 등을 곧게 세우고 걸으면서 한 걸음 한 걸음, 발의 감각에 집중하며 걷는다. '발뒤꿈치가 올라간다'고 마음속으로 되뇌면서 뒤꿈치가 올라갔다가 다시 바닥에서 닿는 것을 느끼고, 이어서 '발끝이 올라간다'고 되뇌면서 발끝이 올라갔다가 다시 바닥에서 닿는 순간을 느낀다. 한 걸음 나아갈 때는 '전진'이라 되뇌고, 발바닥이 지면에 붙을 때에는 '발끝이 붙는다'고 되뇌면서 발이 바닥에 닿는 감각을 느낀다. 이 요령으로 '올라간다', '나아간다', '붙는다'를 반복하면서 천천히 걷는다. 의식을 오로지 걷기와 발의 감각에 둠으로써 불필요한 생각을 없앤다.

계단 뛰기로 자율신경을 조절하기

더욱 여유가 있을 때에는 계단 뛰기를 추천한다. 집중력이 떨어졌다면 잠시 자리에서 일어나 회사 내 계단을 뛰어서 오르내리자.

단시간에 격한 운동을 하면 교감신경을 높일 수 있다. 뛰기를 통해 뇌를 자극하고 교감신경 스위치를 켜고, 다음에는 천천히 복식호흡으로 심신을 안정시키면서 부교감신경 스위치를 켠다. 가볍게 눈을 감거나 긴장 완화 효과가 있는 아로마를 사용하는 것도 좋다. 그러면 자율신경이 균형을 회복한다. 자율신경이 바로잡히면 심신이 안정을 찾고 작업 효율이 높아진다. 자율

신경은 진자운동과 같아서, 한번 크게 흔들어주면 적당한 균형
을 찾아가기 때문이다.

쉬는 것도 요령이 있다
효과적인 휴식을 위한
4R

휴식의 포인트는 4R

피곤이 일상인 현대인들은 주말을 기다리며 일주일을 보낸다. 그러다가 주말이 되면 꿀 같은 휴식을 즐긴다. 늘어지게 자고 하루종일 뒹굴거린다. 그런데 그렇게 충분히 쉬어도 월요일이 되면 다시 피곤해진다. 돌아보면 주말 역시 흡족하게 보냈다는 생각이 들지 않는다. '쉬면서 뭘 해야 하는지도 모르겠고, 집에서 멍하니 있다 보니 주말이 다 가버렸네' 싶은 경우도 많을 것이다.

사실 쉬는 데에도 요령이 있다. 쉬면서 스트레스를 말끔히 해소하려면 4R을 활용해 휴식을 취해야 한다. 4R이란 Relaxation(긴장 완화), Rest(완전한 휴식), Recreation(취미 활동), Retreat(멀어지기)을 뜻한다.

○ 긴장 완화

자율신경을 쉬게 하여 몸과 마음의 균형을 맞추어주는 것. 복식호흡, 아로마테라피, 명상, 마음챙김 등이 있다.

○ 완전한 휴식

몸을 완전히 쉬게 하는 것. 수면, 마사지, 자세 교정, 온천, 스파 등이 해당된다.

○ 취미 활동

취미나 놀이를 즐기고 웃거나 울면서 감정을 해소하는 것. 운동, 낚시, 캠핑, 영화 보기, 노래 부르기, 악기 연주 등이 있다.

○ 멀어지기

일상에서 멀리 떨어진 공간에 몸을 맡겨 고요히 쉬는 것. 여행, 리조트에서의 휴양, 삼림욕 등이 해당된다.

휴식을 위한 나만의 리스트

4R에 적합하면서 가볍게 시작할 수 있는 휴식 방법을 생각해보자. 그후 나만의 휴식법 리스트를 만들어두자. 4R 리스트는 '피로, 스트레스'에 지쳐 나가떨어지지 않기 위한 안전망이다. 몸도 마음도 지쳤을 때 리스트를 보면서 휴식 시간을 계획하면 남은 일을 의욕적으로 처리할 수 있고, 효과적으로 휴식을 취함으로써 몸과 마음에 활력을 더할 수 있다.

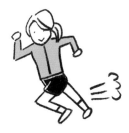

집중과 휴식의 균형을 맞추자

사무실 책상 한편에
마련하는 나만의 공간

짧게 자주 쉬어야 한다

인간의 집중력에는 한계가 있다. 일설에 따르면 인간의 집중력이 90분 동안 유지된다는데 이는 20세 전후 젊은 사람들의 경우이며, 나이가 들수록 집중력 지속 시간도 점점 짧아진다.

일을 할 때에는 교감신경이 우위에 오르는데, 장시간 긴장 상태가 지속되면 결림이나 통증, 피로를 부르기도 한다. 뇌의 피로와 정신적 스트레스도 축적된다. 이를 예방하기 위해서 일을 할 때에는 짧은 휴식을 자주 가져야 한다. 집중하는 시간과 쉬는 시간을 명확히 구분해서 컨디션을 현명하게 조절해주어야 하는 것이다.

집중과 휴식을 동시에 잡는 사무 환경

집중과 휴식의 효과를 최대한으로 끌어올리기 위해서는 날마다 사용하는 책상 위를 정리하자. 자기 몸에 맞는 높이와 크기의 책상과 의자를 사용해야 바른 자세를 유지하고 허리 통증이나 목·어깨 결림을 방지할 수 있다. 회사로부터 받은 사무용품이라 교체하기 힘든 경우에는 의자에 쿠션이나 방석 등을 깔아보자. 최근에는 골반을 세워서 올바른 자세를 유지하기 쉽도록 도와주는 방석도 많이 나와 있다.

분위기 전환을 위해 식물을 키우는 것도 좋다. 실제로 식물을 가까이에 두고 작업하면 긴장이 완화되고 스트레스 수치도 낮아져 행복감이나 집중력, 작업 효율이 높아진다는 연구 결과가 여러 건 보고되었다. 본인이 좋아하는 종류이면 어떤 식물이든 상관없다. 스킨답서스 등은 여름에는 1~3일, 겨울에는 7~10일마다 물을 주면 되므로 실내에서도 기르기 쉽다.

또 책상 위에 가족이나 연인, 좋아하는 연예인 사진을 놓는 것도 좋다. 자신이 좋아하는 사람이나 예뻐하는 사람의 얼굴을 보기만 해도 뇌의 보상계가 자극받아 불안이나 공포, 스트레스 지수가 낮아진다는 연구 결과가 있다.

욕조에 누워 천천히 쉬는 시간

목욕, 하루의 피로를 푸는 궁극의 휴식

피곤한 날일수록 목욕은 필수

온몸이 납덩이처럼 무겁게 느껴지도록 일한 날에는 에너지가 바닥나서 따뜻한 탕에 들어갈 힘도 없다. 침대에 바로 눕고 싶은 그 마음을 백번 이해하지만 피로한 날일수록 잠자기 전에 반드시 목욕을 해야 한다. 피로 회복을 위해 절대적으로 중요한 수면의 질을 확보하기 위해 입욕이 필요하기 때문이다.

양질의 수면을 위해서는 휴식 모드를 관장하는 부교감신경이 활성화되어야 한다. 그러나 블루라이트에 노출된 채 밤늦게까지 일한 스트레스를 안고 있으면 교감신경이 계속 활성화된 상태라서 잠을 자도 피로 회복을 충분히 할 수 없다. 잠버릇도 나빠지고 자고 일어나도 개운하지 않다. 욕조에 몸을 담가 잠깐이라도 여유를 즐기면 심신이 풀리고 부교감신경을 활성화시킬 수 있다.

목욕으로 조절하는 심부체온

목욕을 하면 1부에서 설명한 심부체온을 조절할 수 있다 (p.52). 사람의 체온은 기상과 함께 올라가기 시작해 저녁에 최고에 이른 후 다시 내려가는데, 하루 동안 약 1도 폭으로 변한다. 뇌나 몸을 쉬게 하려면 이 심부체온을 낮추어주어야 한다.

입욕으로 몸이 따뜻하게 데워지면 심부체온이 일시적으로 급상승한다. 그러면 몸은 그만큼 온도를 낮추려고 하고 입욕 후 한 시간이 지나면 심부체온이 급강하한다. 이때 잠자리에 들면 자연스레 숙면을 취할 수 있는 것이다.

뜨거운 욕조에 장시간 들어갈 필요는 없다. 체온이 너무 오르면 교감신경이 우위에 올라 역효과를 일으킬 수 있기 때문이다. 38~40도 정도의 따뜻한 물에 들어가서 10~20분 정도 휴식을 취하자. 물에 적신 수건을 머리에 얹으면 열이 더디게 오른다. 마음에 드는 입욕제를 준비해두거나 긴장 완화 효과가 있는 아로마오일을 욕조에 몇 방울 떨어트려도 좋다. 욕조 안에서 마사지를 하면 굳어 있던 몸이 수월하게 풀린다.

목욕은 귀찮은 의식이 아니라 하루를 마감하는 궁극의 휴식 시간이다. 열심히 수고한 당신에게 주는 보상이라고 생각하고 그 시간을 만끽하자.

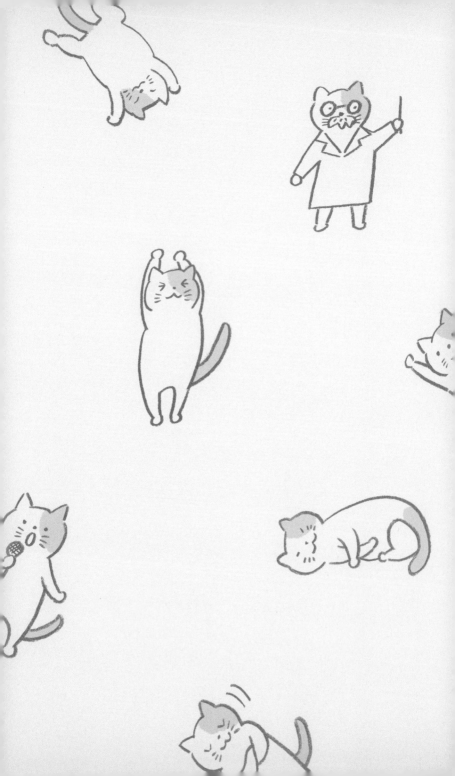

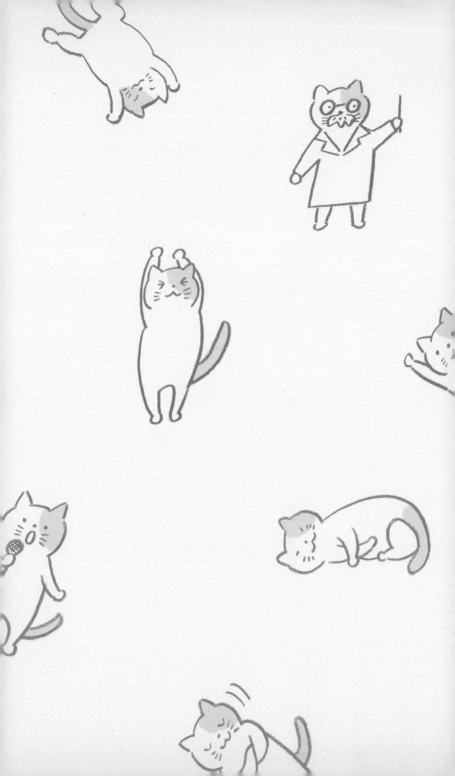